别"痘"了青春

告别青春痘、粉刺、敏感肌肤的保养圣经

任嬿雯 著

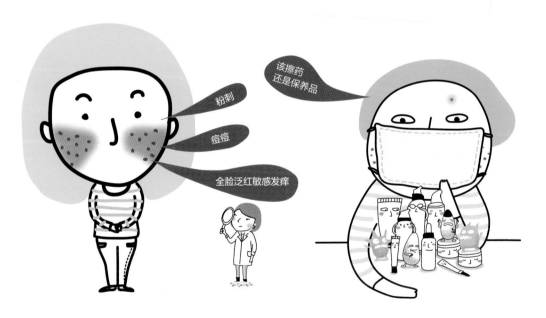

北京联合出版公司
Beijing United Publishing Co.,Ltd.

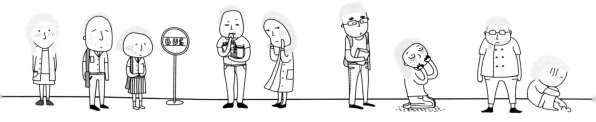

目录 Contents

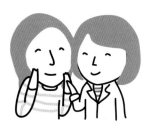
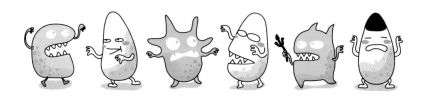

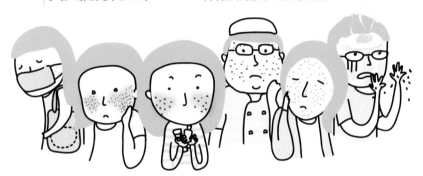

一起检查10大错误，彻底改变吧！

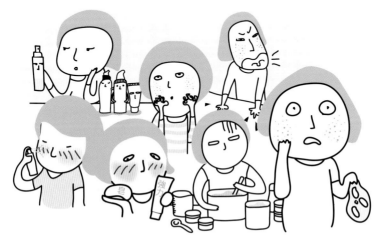

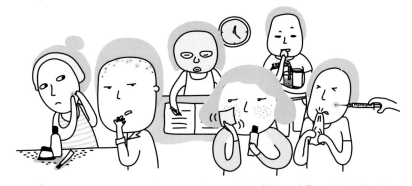
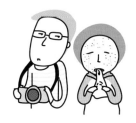

你知道，在镜头前
一颗3D痘子有多丢人吗？
幸好我遇见了ELSA

ELSA在我人生中占了一个很重要的位置，因为她可以说是我脸部保养的启蒙老师，也是拯救了我熬夜肌肤的恩人。

每次在接受采访的时候，最常被问到的一个问题就是："你平常总是熬夜拍戏，如何保养你的皮肤呢？"实不相瞒，以前还是学生的我生活作息正常，所以不会特别去注意做什么保养，顶多就是擦一些逛街顺手买的化妆水和乳液，就可以保持健康的肌肤。

但自从开始拍戏加上唱片宣传之后，我的生活作息完全乱了套，不要说熬夜了，最高纪录长达72小时不眠不休地拍戏加宣传和表演，于是悲剧就这么发生了。我的皮肤开始暗沉，鼻头和下巴长了难以清除的粉刺，长时间的上妆让我的皮肤变得很不健康，卸了妆之后，又会手痒自己去乱挤粉刺，在手部细菌的催化作用下，原本封闭性的粉刺，变成了立体显眼的大痘子，你们知道在鼻头上长一颗3D的痘子有多丢人吗？已经不是上妆或打灯就可以掩饰的，不但影响情绪还影响观众看戏的心情（毕竟这么大一颗痘实在是够抢戏）。

还好天无绝人之路，在我边拍戏边宣传唱片还要承受痘子折磨的极大压力之下，ELSA帮我配制了一些适合我卸妆、淡化痕迹的保养品，并通过社交网站传授我用法与正确的保养观念，让我很快地恢复轻松面对镜头的自信。我利用拍戏的空档翻阅了ELSA的书，这些案例都很生动，但也很令人心疼。他们的抗痘之路颇为波折，幸好最后还是好转了。

我必须说，真是用对保养品，人生黑白变光明，原来并不是每个人都适合同一款保养品，了解自己的肌肤，对症下药才是最关键的，而本书正可以帮助你找到适合自己的保养品。购买保养品绝对不能只贪图便宜，如果对自己的肌肤状况不了解，买错的概率高达90％。再加上保养品绝对不是买来就往脸上擦，一定要先看清楚说明，否则就会跟我的朋友一样，误以为白天使用的毛孔修饰凝胶到了晚上还要擦，这样反而会堵塞毛孔。

虽然外表不是最重要的，但让自己保持最佳状态，不仅心情感到愉悦，而且面对任何场面也会更有自信，我非常相信世界上没有丑女人，只有懒女人，但最重要的是，找到适合自己的保养方式，才会有事半功倍的效果。

如果你曾经因为脸上的痘痘和粉刺而心烦意乱，一定要好好看看这本书，选择正确的保养品，绝对没有好不了的脸，看完之后你会发现，人生还是充满希望的！

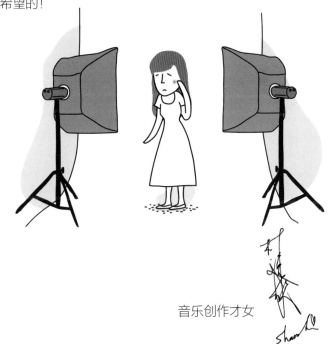

音乐创作才女

每个人都有再来一次的 机会，美丽也一样

因为外表而感到自卑，还是因为没有自信而放弃美丽？

现实中的自己是摄影工作者、社交网站站长、博主，以及科技资讯节目的特约嘉宾，面对长时间的工作压力，"睡得好"似乎已经变成很久很久都没有过的幸福。男生总觉得保养就是随便买一种洗面乳，多洗脸就好了，也因此不知不觉受到痘痘与粉刺的侵袭，而外表的改变，也直接影响到面对镜头和顾客时的自信与表现。

认识ELSA超过10年了，在她出版了《史上最强粉刺痘痘净断术》时当然要捧场买一本来珍藏。细读之后我才赫然发现，原来清洁保养有这么大的学问，而这本《别"痘"了青春——告别青春痘、粉刺、敏感肌肤的保养圣经》里面有好多个有趣的真实案例，让我这个只对3C产品有兴趣的人也读得津津有味。

我发现很多女生都有肌肤方面的困扰，我平常拍摄的模特们有时状况不好，就会要求彩妆师把粉底擦多一点，甚至有的人直接拿遮瑕膏当粉底涂，看起来脸很平滑，可是大热天在摄影棚顶着这样的面具，还没拍完妆就溶了，眼影眼线都把眼部弄得黑黑的，让我觉得当女生还蛮辛苦的，当模特更是，必须要忍受棚灯长时间照射，斑点好像也越来越多，等拍摄完成，可能连隐形眼镜都快要干得掉出来了，所以她们也格外重视保养，但看完ELSA的书我才知道，原来敷面膜这么稀松平常的保养方式也有那么多不为人知的方面值得注意，什么时候该敷哪一种面膜、什么时候不可以敷，这些都一一列举在书里面了。

关于洗脸的方法，书上也提到了户外工作者、OL（办公室女职员）该洗几次脸，这些都是非常好的方法。看到一半发现书上有人问：该先洗头还是先洗脸？我忍不住哈哈大笑起来，因为这也是我曾经想过的问题只是不好意思问。书中还提到一个观点我也认为非常重要：流汗之后要立刻洗脸。这种事情在我们男生当中应该是很容易做到，女生反而不容易办到，因为她们都化了妆，很少有愿意出门在外还会想要卸妆洗脸的女生，难怪粉刺也比男生长得快又多。

说起ELSA，她还真是个奇葩，我从来没看过有销售者会叫消费者少买一点的，但她却常做这种事！带我前女友去做保养咨询时，她一直阻挡我前女友一次挑超过一年的量，我以为她是要帮我省钱，没想到后来看过好多次她对其他顾客也是这样。我忍不住好奇问她，才知道原来保养也是需要分阶段，而且必须不断地进行微调。

"可是顾客多买对你的生意不是会更好吗？"我问。"用了状况有进步，就一定会再回来找我的啊！"ELSA回答。
我说，你真是佛心来着……

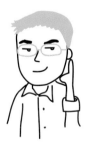

科技新闻节目特约嘉宾、3C达人、PIL站长

成就感，
来自帮助别人肌肤好转

青春期的我是不太长痘痘的。

反而大学毕业进入工作领域后，成人痘让我整个脸都花了。

回想起来，大学四年级时，我就开始学别人擦粉底了……

（现在的女生一般在初中时就开始使用隔离霜或粉底了吧！）

可是因为完全没有卸妆概念，长期下来，就这么堆积了很多的粉质塞在毛孔当中，不卸妆的不良习惯一路跟着我，直到成为了上班族。

刚开始化妆，不懂如何拿捏粉底的使用量，为了想让气色好一些并且像广告明星一般的零瑕疵美肌，总是豪迈地压出很多粉底拼命往脸上擦，涂到连眉毛都是白白的，就这样每天戴着面具去学校，标准的"只化妆、不卸妆、不保养"的大懒人，最后终于演变成整个T字(额头)、U字(两颊为主)都长满了一粒一粒白头粉刺，并且不断发炎变成痘痘，所以现在看到和我当初情况类似的人，我都会提醒她特别注意卸妆产品的选择。

当时我求助路边的美容沙龙，做脸、用针挑、手挤，还有激光除痘，我都试过了，状况却越来越严重。接着我又看了皮肤科，配了相当刺痛的痘痘药水来擦，后来两天就放弃了。也开始学会关注购物频道的抗痘产品，尤其是用工具可以立刻把痘痘吸出来的那种神奇事物特别吸引我，拿起电话立刻订购了一套。当时也不停地买各种遮瑕膏、粉底，每一种颜色都让我不满意，因为痘疤的颜色有红的、褐色的、黑色的，还有凸起还没完全消肿的痘痘也要遮，遮到差不多天也黑了，甚至还会每天数脸上有几颗痘。

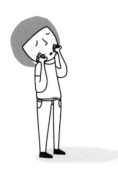
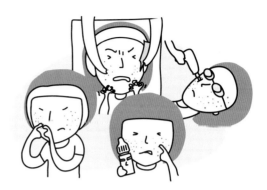

外出都要花掉我好多时间搞定这张麻烦的痘痘脸，越来越讨厌拍照，不喜欢和人面对面讲话聊天，更讨厌同事或主管在我的座位前面问我事情，因为我不想让人近距离看我，最喜欢的时间是涂上面膜泥的那几分钟，因为可以暂时遮掉所有大红痘。

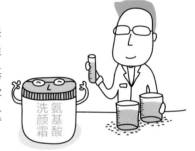

幸好，我的舅舅是一名经验丰富的保养品研发专家，他当时给了我一个塑胶样品罐子，上面只写了几个简单的字：氨基酸洗颜霜，正好缺洗面乳的我，就毫不客气地早晚拿来洗脸，也因为快放弃了，这时并没有继续花钱整我的脸。

想不到洗了几个月之后，脸上的痘痘竟然控制住了，原来的痘疤逐渐淡化，毛孔也变得比以前干净，顶多是鼻头还有一些黑头粉刺，大概一年不到，我满脸大烂痘已经难寻踪影了。

"你一定是花大钱去弄脸了吧？"同事们都这样猜测。

是的，但是那样做并没有让我的脸变好。我反而是靠洗脸洗好的，我自己也很意外，花最少的钱反而成功了？

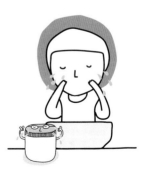

我开始做实验，把我的那一大罐洗面乳挖取一些送给一样满脸痘痘的朋友使用，他们的痘痘也不再冒个不停。

咦？"洗脸"这个看似平淡无奇的动作会是皮肤好与不好的关键？

可是我们大家不是每天都洗脸吗？

有的人一天洗个五六次，为什么还是会冒痘呢？

难道更关键的因素是：你到底用什么洗？洗几次？怎么洗？

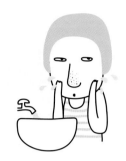

因为好奇，所以我利用工作之余开始报名上各种美容课，进入保养品的研发工厂去了解更多的流程，为了想帮助更多为面子问题而苦恼的人，我在2002年成立了自己的保养品牌，第一个推出的，就是当初让我好转的纯氨基酸洗面乳，接着又推出了一款纯天然成分的鼻贴，"粉刺达人"很快便在网络上打开了知名度。可是，粉刺拔了还是会长呀，难道我们要拔一辈子？更讨厌的是那些根本拔不出来也无法靠单纯的鼻贴解决的闭锁粉刺，到底该怎么办呢？于是我又开始跟舅舅研究，终于陆续完成一整套完整的抗粉刺计划。

刚开始跟着他深入了解学习保养品的制造和研发的时候，我连凝胶跟精华液哪个要先擦都会搞反，也搞不清楚什么是乳化剂、油相、水相，更不清楚那些密密麻麻的成分表到底是在写什么，因为学校没有教过。以前化学成绩很差的我，一下子要进入这样的陌生领域真的是相当的头大，还好家人当初建议我念的英文在这时候派上用场了，我不断上网查询每一种成分到底代表什么意义、用途，拼命查阅更多国外有关成分的资料，加上舅舅无私地教导，终于能够了解保养品制造是怎么回事，也才明白原料的取得、配方的设计、容器的选择、抗菌防腐的方式、香料颜料的选用与否、品质管理的严谨程度，都深深影响了一罐保养品最后的品质，这些都是我们普通消费者很少有机会亲自参与接触的部分，越深入了解，越是不敢乱买乱用。

我也开始深深体会到：就算你幸运地买到一款非常棒的产品，不懂得正确使用，或观念错误，或顺序不对，或用量偏差，或有一搭没一搭地使用，一样不会获得你想要的效果。保养品好用不好用，有时候更在于你会不会使用，有没有耐心使用。多年来我最主要的工作是担任桥梁的角色，把保养品研发人员专业生硬的术语，经过理解、消化，再转化成一般使用者容易听得懂的比喻，甚至用画画的方式来解释。通常罐子上写的信息还是不够，所以很容易买错、用错，一定要经过一番心态上的革命，并重修保养学分，才能获得甜美的成果，更重要的是重新获得自信心。

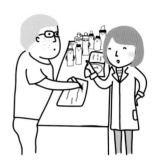

在经营网络保养品牌8年后，我决定要设立一个实体的空间，让那些长期使用但总有一些不明白的网友可以与我面对面讨论，帮助他们更精准地挑选保养品以及调整保养方式。通过轻松的对谈，大部分的人都能很快地发现他们一直以来的保养方式的错误之处，快速调整后，那些困扰多年的症状就会逐渐消失，其中也不乏自认为已认真保养却仍反复冒痘的人，在花了1个小时的聊天过程当中，终于找到问题的关键点。每一次的谈话，我都会详实记录，也因此把大家共通的保养问题归纳出来，在2012年完成了第一本粉刺痘痘相关的书籍，也因为这本书，更有不少从新加坡、马来西亚、中国香港的网友特地来中国台湾与我见面。

为什么刚好是这些地区的人们呢？除了都使用汉语以外，最主要是因为这些地区的气候与中国台湾地区类似，闷热潮湿，痘痘粉刺发生的概率也高出很多，就像案例中的Melody说的："再远我都要去。"

为了让更多人可以了解我是如何协助这些人好转的，决定再把这些实战经验集结成现在的第二本书——《别"痘"了青春——告别青春痘、粉刺、敏感肌肤的保养圣经》。

我不是医生，所以不可能开特效药给你，但我希望你可以通过阅读这本书，获得正确的肌肤保养知识，帮助自己提早摆脱不断吃药擦药的日子，真正让你好转且不再严重复发。

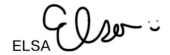

ELSA

让保养教练
陪你度过肌肤好转期

这本保养书，就从6个保养故事开始。

6位主角虽然有不同的痛苦经历，但是问题都是相通的。就像我们每个人一样，一开始不清楚保养是怎么回事，而学校也没有教我们该怎么做才能面对青春期来临时脸上的各种变化。女生喜欢不断尝试错误，男生则排斥、讨厌在脸上涂抹任何东西。

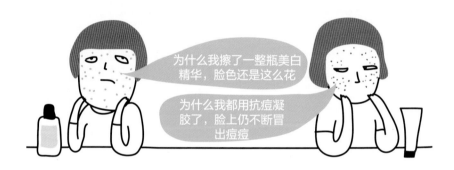

Chapter1，这六个案例中的苦主，如今脸都已经恢复健康状态，就算偶尔有一两颗痘痘，也不足以像当初那样造成莫大的困扰，如果你从这六位曾经痛苦过的男生女生身上看到自己现在的状况，不妨照着他们好转的过程去跟着做，或许你会感受到明显的改善，也希望这本书可以帮助你在保养品快要填满自己房间的情况下，筛选掉不适合你的、破坏肌肤的，找到真正可以让你肌肤好转的品种。

也很感谢他们愿意提供当年的糗照，尤其是Angela及Melody的状态，就像当年的ELSA一样惨。

放出改善过程的照片并非要告诉大家某些保养品或者某个成分对痘

痘具有多么惊人的疗效，事实上也还有很多替代的成分可以达到相同的效果，而是为了让大家看看他们对保养如此仔细认真，ELSA认为他们好转的一大半原因其实就是因为"态度正确"。

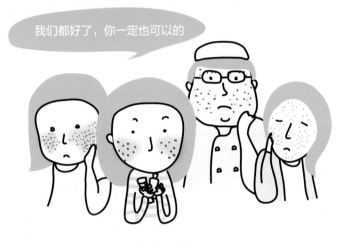

Chapter2，是ELSA经过10年以上的保养咨询经验汇总整理的："我的脸为什么好不了？"

有些你习以为常的保养习惯，其实就是造成你今天脸会变成这样的关键点，赶快改掉吧！

Chapter3，是有感于学校教育并没有给我们的年轻人带来正确且仔细的保养观，造成我们长大成人之后，底子打得不够好又得面临各种人生压力，不断被更多肌肤问题困扰。所以，我们得赶快重新温习4大保养学分，只要不断吸收新知，扭转陈旧的观念，丢掉不适合你的错误保养方式，肌肤绝对会有大幅度的改善！

保养方式要有真正的改善，除了药物或保养品以外，若幸运的话，最好有可以陪着你一起改善的"保养教练"。期许这本书也可以成为你的保养教练，透过别人的故事，找到你相同的问题所在，并且跟着他们一起执行，回到你应该走的保养正轨上。

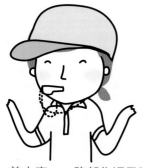

就像健身教练比卖给你瘦身产品的销售员更专业一样，保养教练也比一般保养品专柜的销售员更了解保养品的研发制造、各种成分浓度对肌肤的影响力，并具有对每一种不同的肌肤状态的判断力，提供最贴近你肌肤现状的保养方案，一路帮你记录肌肤改善的状况。这些都可以让你不再需要自己摸索，大幅度缩短改善肌肤所需的时间。除此之外，当然还需要你的配合以及认真彻底的执行力。

就像当初，ELSA的脸因为不恰当的卸妆方式造成两颊额头都是粉刺痘痘，一直反反复复无法彻底解决的时候，我的舅舅就是我肌肤改善的启蒙导师与保养教练。

或许你会感到意外，那些你一直以为对的观念或做法，其实很可能是错的；原来你以为洗完脸一定要擦化妆品，结果并不是那么必须；广告上说睡前一定要擦一层晚安面膜将保养品都"锁住"，但却因为配方的问题让许多人因此造成严重的肌肤过敏。

当你越深入了解，越发现保养品的制造真的很不简单，甚至是一罐看起来只是清水的化妆水，都有非常深层的学问，并非自己到化工商店采购一些原料回来自己搅拌就可以随便往脸上涂的，更不是只要便宜就什么品质甚至产品安全都不用管了。

你的保养知识，都来自广告吗？

我们都是被广告影响长大的，很难有机会去停下脚步思考一下：我为什么要在脸上擦这个？杂志上说擦这个皮肤会变好，但真的变好了吗？

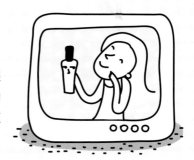

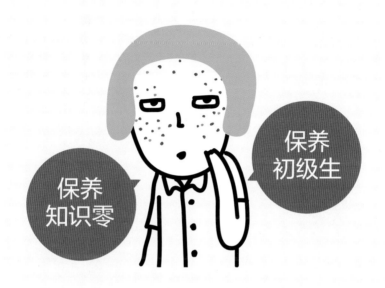

　　到底怎么挑选美容诊所才比较有保障呢？如果我们可以放任脸一直烂下去，却仍然蒙着眼睛不寻求正确的保养知识，始终在瓶瓶罐罐当中当小白鼠，那就怪不得别人了，只要脸上状况一多，很可能会变得自暴自弃进而影响每天的心情，甚至影响工作。所以不断地主动吸收保养知识而不是只看广告，算是启动肌肤好转的第一步。

　　在此，祝福大家能够从乱买乱用回到尽量理性的消费。让自己不再轻易被广告词迷惑，多三分思考，你的脸就会有更多的保障。

Chapter 01

6则心酸血泪案例分享

真人挺身见证，ELSA陪他们度过恢复期

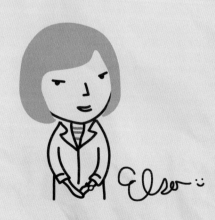

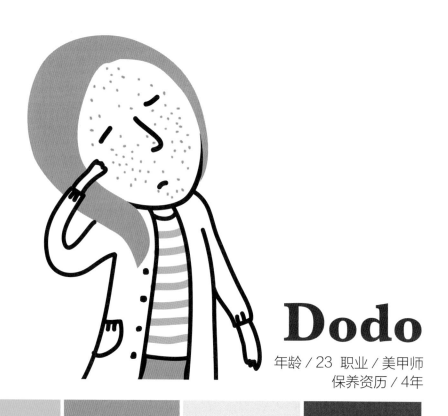

Dodo

年龄／23 职业／美甲师
保养资历／4年

发誓帮弟弟改善肌肤，
自己也越来越好

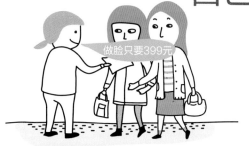

做脸只要399元

曾经被路边发的传单吸引，花了399元做脸却挖出一堆坑洞，原本皮肤不错，却被美容师说得好像很糟糕。

Dodo承袭了母亲白嫩的肌肤。直到长大后有一次和朋友在闹市区逛街，收到路边发送"做脸只要399元"的传单，就心动地尝试了……"就从那次开始，我的脸就彻底毁掉了，连朋友原本一点痘痘都没有的脸，都被挖出了无数红色小坑。"

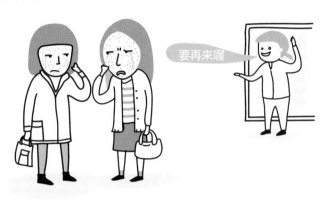

"想去是因为我觉得自己脸上好像有一些挤不出来的脏东西，所以交给专业的处理应该会比较好，怕自己处理会让毛孔变大！可是我刚躺在那边让她们卸妆，脸马上就过敏了，现在想想，应该是她们用的卸妆产品和我的皮肤不合吧？"

Dodo形容当时她们两个女生的脸"很像长了满脸麻子"，只能好几天关在家里不出门见人。后来稍微好一点了，就疯狂采购BB霜来遮盖这些伤疤。

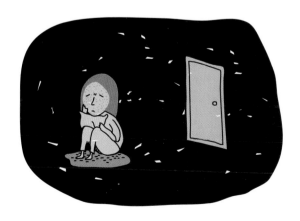

"最令人生气的是，我们两个皮肤本来就没有太糟糕，却被说得好像脸有很多问题似的，被推销好多疗程。幸好我们刚好身上没有带多余的钱，没买什么就走出来了。"

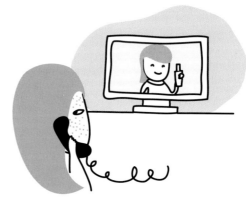

经过这一次，Dodo与同学两人再也不相信做脸可以帮自己解决什么问题，反而给自己制造了很大的麻烦。我于是只要电视广告说什么好用就会去买，只要罐子上标识每几秒就卖出一瓶，就会觉得"哇！这么畅销那一定很好用"，毫不犹豫刷了卡买回家。

其中也踩过相当多地雷，就丢一边不用了，继续买最新广告的商品。多年来几乎不知道自己究竟在用什么，也不知道到底用的是好东西还是不好的东西，只是，皮肤还是好不了，很烦，就干脆放弃了，改做杏仁酸换肤的疗程。

连医生都没见到，
就进去做了果酸疗程、打美白针，开启了疯狂冒痘的时期

"我很困惑的是为什么出来帮我看皮肤的不是医生，只是美容师呢？笨笨的就跟着进去做了好几个疗程，每次都让痘痘冒很多，他们说这是正常排毒现象，那阵子真的是我的脸最可怕的时候。后来我还打过美白针，也是过敏，不知道为什么别人打了都很好，我却无法适应？"

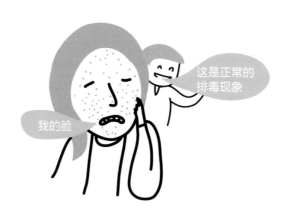

这是正常的排毒现象

我的脸

"我弟弟很帅，可惜的就是脸上痘痘太多了，我很想帮他解决问题，所以很用功地上网找资料，包括英文的资料我也努力学习认识，后来发现可以和ELSA约见面调整保养方式，想试试看如果真的有效果，我再说服弟弟来。"

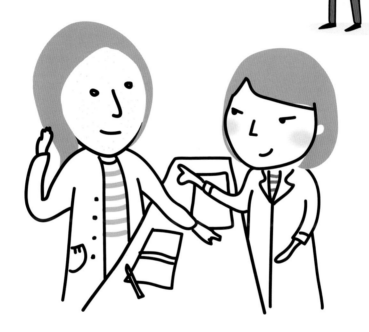

减法保养，敏感痘痘肌肤暂停使用湿布面膜

"ELSA首先教我的是暂时放弃敷湿布面膜，当我痘痘还很红肿的时候，我以为面膜是很好的保养，后来停止把发炎的痘痘泡在面膜水当中，脸的状况就没有再恶化。"

Dodo终于明白面膜其实添加了很多防腐剂，让她回想起以前妈妈常说，面膜敷完就要洗掉，原来这样才是正确的！不然以前都觉得面膜的营养怎么可以洗掉呢？当然要停留在脸上让它被吸收，才不会浪费。

"我的妈妈是很重视保养的，她常说自己只要一回到家，不洗个脸是无法睡觉的，尤其以前我们住在高雄，天气非常炎热，早晚洗脸是一定必要的。"

最大的收获：学习观察肌肤状况，调整保养方式

"为了记录咨询之后的进步状况，我决定每个星期用手机拍下额头的局部照片，比对第1天与第28天的差别，发现那些之前被护肤中心挖出来的小坑洞，也都逐渐地越来越不明显，真的很开心。"

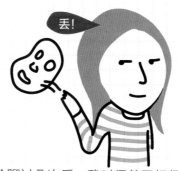

"和ELSA聊过几次后，我对保养已经很有概念了，只要最近熬夜或吃油炸食品，冒出一两颗痘痘，我也可以在几天之内依照ELSA教我的方法把它消除而不至于让情况失控。"

后来，Dodo的脸好了，也要求弟弟一起来找ELSA，深入了解保养的步骤。弟弟是学化工的，平常要说服他擦保养品是非常困难的，可是听完ELSA对他个案的分析，他非常认同，也很愿意跟着做，现在除了鼻头上偶尔有一两颗痘痘，其他地方几乎都好转许多了，所以让我非常有成就感！

肌肤好转

"以前我妈妈很喜欢用肥皂洗脸，以为肥皂才洗得干净，可是每次洗完脸很干又要擦一大堆保养品。一直到我认识ELSA之后，我妈妈也开始用天然的氨基酸做成的洗面乳，她最喜欢泡泡的款式，现在她50岁了，可是大家都说她看起来一点都不像这个年纪。"

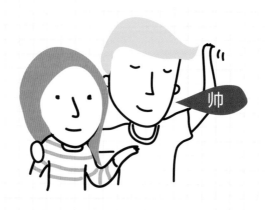

Dodo一开始确实额头上有好几个大大小小的"坑洞"，两颊还有很多白头粉刺以及逐渐突出发炎的红色小痘痘。

通常这种长在∏字部位以及U字部位的粉刺痘痘是最难解决的，摸得到凸起却挤不出来，而且很容易转变成发炎的痘痘。

Dodo当初的肌肤状况：整体皮肤白皙、敏感

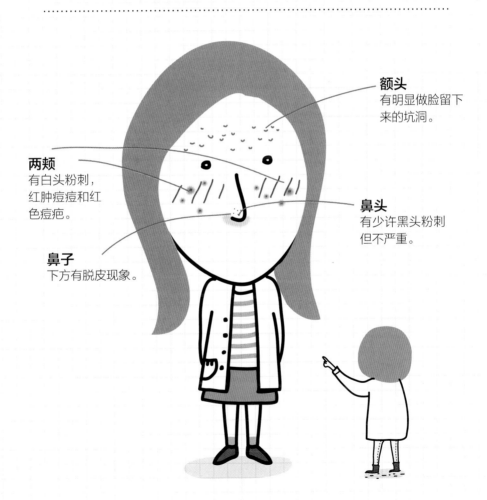

额头
有明显做脸留下来的坑洞。

两颊
有白头粉刺，红肿痘痘和红色痘疤。

鼻头
有少许黑头粉刺但不严重。

鼻子
下方有脱皮现象。

什么叫作白头粉刺

白头粉刺也称为"闭锁粉刺"，就是被老废角质覆盖住的那种。

所以怎么挤，或者怎么用针挑，都不太可能轻易被"挖"出来，就算你好不容易挤出来一点点，毛孔里面还是会肿肿的。若以蛮力硬挤，绝对痛到流泪，落得更红肿发炎的下场。这应该是很多人的经验吧，摸得到凸起，却怎样都挤出不来，很伤脑筋的呢！

> **粉刺＝还没发炎的痘痘**
> **硬挤，就是发炎的开始。**

这也就是为什么本来走进护肤中心的时候，脸上只是摸出一些颗粒，而走出的时候却是红肿一片。这种时候如果你还硬要上妆，也很难遮掩红肿的事实。

为什么会越挤越肿呢？为什么今天挤粉刺，明天反而变得红肿而且摸起来硬硬的呢？

因为白头粉刺里面已经有不少细菌存在了，如果你硬要把它刺一针，或者用粉刺针的圈圈压在这颗粉刺的周围，不但会让细菌越来越往里面感染，还会让受伤的范围扩大。

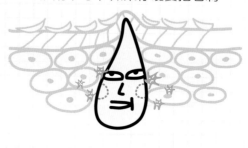

要解决白头粉刺，一定要使用"加强代谢"的方法。而且，需要比较长的时间才有可能完全消失，"挤"真的不是根治的办法，只会让问题越来越难以收拾。

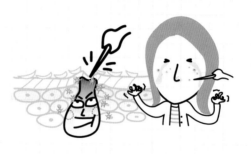

如何对付闭锁粉刺?

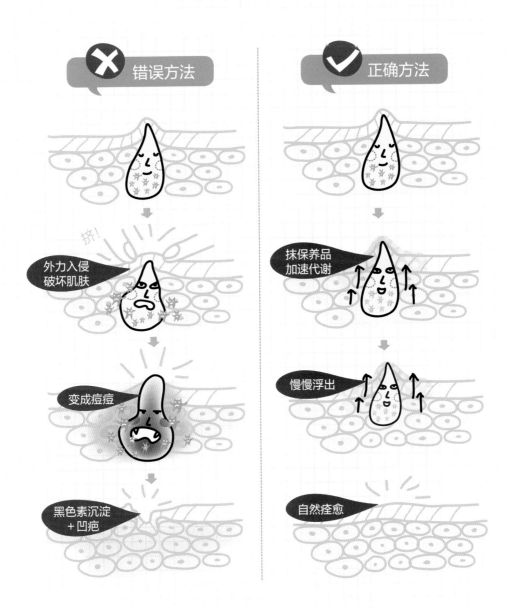

突破老废角质障碍，加速排除

❶固定去除老废角质，让粉刺有机会露脸。

❷涂抹含有温和杏仁酸、果酸的产品，让代谢速度加快。

❸卸妆务必仔细，卸妆油、乳等都要彻底用洗面乳洗净。

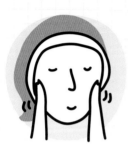 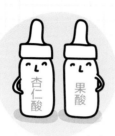 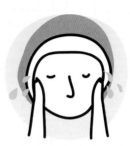

　　面对闭锁粉刺该有的心态是：只能发挥耐性，保养品不是擦两天就会有效。

　　因为它很可能今天有两颗变成痘痘，明天换另外三颗又冒出来了，所以你在使用相关保养品时，不要才抹个几天就妄下断语："这个产品无效。"既然罗马不是一天造成的，又因为这些都是闭锁、内包状态的粉刺，怎么可能不到三天就全部跑出来了呢？有些闭锁粉刺甚至卡在毛孔里面大半年呢！

保养小提醒

粉刺浮出→排出

　　涂抹针对闭锁粉刺排出的保养品，首先可能会遇到"粉刺怎么变多了"的暂时现象，这代表深层的粉刺越来越往上推挤了，只要不断地做好固定去角质＋确实卸妆洗脸＋控制油脂分泌，浮出来的粉刺可以使用鼻贴拔掉或者用洗面乳慢慢洗掉，脸上的颗粒会逐渐减少。

> 刚挤完痘痘、粉刺，红肿是必然的！
> 如果是用拔的，可以抹一些类似Zinc PCA
> 成分的毛孔收敛精华，而如果是用工具
> 挑、用手用力挤，受伤毛孔所需的恢复时
> 间就会比较长。

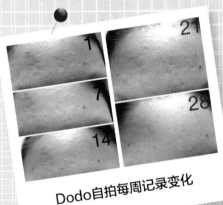

Dodo自拍每周记录变化

从照片中我们可以看到Dodo小姐的额头有不少痘疤凹洞，刚形成的时候，就要赶快处理了。凹洞的前身应该是很多刚被挤完痘痘粉刺的红肿伤口，这时候应该要先使用一些可以加速舒缓安抚的保养品，避免让发炎的情况扩大。通常美容师也会帮你敷一些面膜来舒缓红肿，但基本上这样还是无法预防坑洞的发生，建议大家最好还是别挤。

泛红消失之后，出现了坑洞的情形，建议采取比较温和的方式：用复合式的换肤精华，包括了杏仁酸、乳糖酸、葡萄糖酸等成分，而不是使用市面上强调高浓度的杏仁酸来使肌肤脱皮。

也可以使用雷公根等植物萃取，帮助胶原蛋白增生，让受伤的毛孔越来越不明显。幸运地在正确时间认真保养之后，Dodo额头的状况一次比一次好转。Dodo也每隔几天就拍一次自己额头的特写照片，记录进步的速度。刚开始使用换肤类产品的时候，可能会让肌肤稍微干燥，用玻尿酸来保湿也是接在杏仁酸之后的重要步骤。

白天使用纯物理性防晒(含二氧化钛、氧化锌等成分。瓶身若标明要避开眼睛周围的字样，大多属化学性，暂时避免使用较好)。

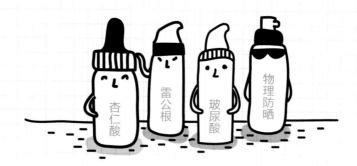

杏仁酸　雷公根　玻尿酸　物理防晒

粉刺挤了还是会有，别再鸡蛋里挑骨头了

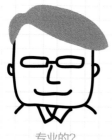

专业的？

相信很多人一定跟Dodo有相同的经验！总以为自己的脸很糟糕，需要交给专业美容师来处理。一躺上美容床，美容师就先转开蒸脸器，对准你的脸帮你"把毛孔张开"，并且开始洗脑："粉刺痘痘不清出来不行。"所谓专业的清粉刺专家，真的那么专业吗？其实一直鸡蛋里挑骨头，每天用放大镜来检视自己已经还不错的肌肤，可能会永无止境自我嫌弃下去。追求极致满分真的没必要，尤其毛孔的大小是天生的，让保养品帮助你维持到90分就已经很棒了，100分的肌肤其实是必须要靠"化妆＋修片"才能达成的。就算有些人看起来肌肤几乎是零毛孔，但也是百里挑一！ELSA也曾经当过躺在美容床上哀号的受害者，就算敷了一些镇静的面膜，也没有办法很快就消退，这就是痘疤的来源！

我见过有一个女生原本只有鼻子的部分被挖出很大的洞，后来很快的整个轮廓都是超大的洞(是真的蛮严重的)，每回去清粉刺都要花掉3个小时，并且总共被推销了8万元的保养品，瞬间就把累积多时的压岁钱给花光了，换来了脸上非常不容易痊愈的凹洞。

还有人对ELSA抱怨："为什么我今天挤了牙膏状的油垢出来，过两天这个毛孔又开始堆积脏东西了？难道没有办法永远都干干净净吗？""你看！额头上的这个小黑点，我怎么挤都弄不出来，它是平的，可是就黑黑的一点，到底要怎么办？"

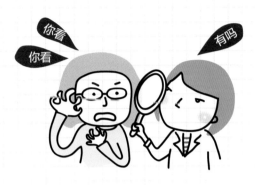

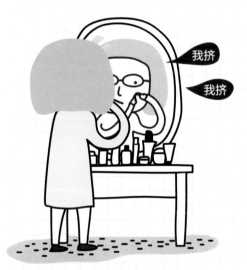

仔细看了很多遍，终于看清楚了她所谓的小黑点，真的是极小！小得几乎是可以直接忽略的地步，但是因为习惯肌肤必须要完美，所以每天花两个小时时间在梳妆台上用力地挤粉刺，搞到最后整张脸坑坑洞洞，而且看起来肤色很不均匀，整脸就呈现"花花的"状态。为了让脸上受伤的痕迹淡化而必须采购更多美白、痘疤淡化的保养疗程，包括做了很多回脉恒光、净肤激光。但是因为仍然改不掉想要追求完美的习惯，永远都会有新的痘疤产生。

你的脸为什么好不了？

因为不断做脸清粉刺、痘痘，很可能让情况一发不可收。

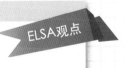

ELSA观点

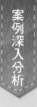
保养品不要囤积一年以上的用量

Dodo还有一个小问题就是喜欢囤货。

"我想说买回家妈妈和弟弟可以用！"不管是网络团购或购物频道，都很流行"买多比较划算"的销售方式。所以很容易让女生一窝蜂地想要囤货。可惜保养品是有保存期限的，建议大家在被特价冲昏头的时候还是要努力保持清醒，不要囤积超过一年以上的保养品用量。在采购的时候也要特别注意是否真的适合自己目前的肌肤状况，否则花了大钱最后也因为忽然变心不想用了而通通丢进垃圾桶。

Dodo选择把当时不想继续用的保养品上网便宜卖掉，但总是损失了不少金钱，所以，醒醒吧！保养品真的是不适合囤太多货。另外，我们要努力练习不要被广告词给迷惑了，当你越来越有概念，就越有能力辨识出广告是否合理，越是夸张的广告越要小心。

先前有一位住在中国香港的女生要ELSA帮她一次搭配一年份的保养品，最后ELSA只帮她搭配了大约两个月内的用量，原因是肌肤的状况是会一直变化的，痘痘好了，就要开始对付痘疤，所以保养品也要跟着调整。

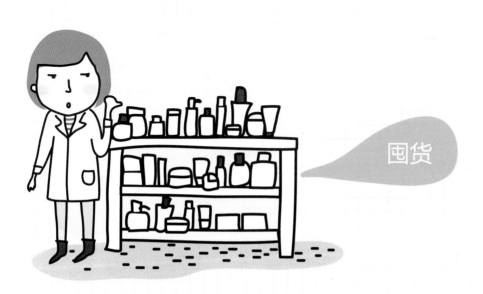

囤货

噱头产品，少用为妙

举凡"一抹上肌肤就化成水滴"的出水霜，谎称可以排除身体水肿、帮助减肥，或者"一搓就跑出白色角质屑屑"的去角质凝胶、一涂上脸就开始冒出大量泡泡的，都属于"表演价值多过实际意义"的"噱头保养品"。因为电视购物频道盛行，电视上效果好，就很容易大卖，只不过通过电视购物你很难理解究竟是演出来的效果，还是真的这么神奇，只知道不神奇观众是不会心动或马上行动的，直到收到产品发现效果不如预期，甚至可能会对肌肤造成敏感刺激，才发现自己花了不少冤枉钱。

下次买保养品之前，最好先问清楚搓下来的是不是真的老废角质？如果你认真询问，或许专柜小姐会良心发现地老实告诉你：不是。若你不问，她当然也就装傻没必要告诉你!

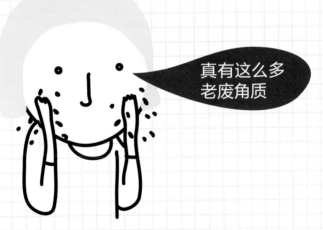

真有这么多老废角质

其实你搓出来的并非老废角质

大部分宣称可以搓出一堆白色角质屑的去角质凝胶或摩丝，搓出来的都不是真的老废角质。试想，肌肤的角质层其实很薄，随便抠伤都会流血，为什么搓出这么大量的皮屑却都没有皮破血流呢？这其实都是化学反应的魔术效果而已，对去角质的帮助不大，但是却存在着对肌肤的伤害。

　　Dodo算是非常认真想要变好的好学生，所以我也会和她分享很多保养品制造或者美容界的秘密，这里面有许多是消费者根本不可能知道的事情。

　　她也很用功，就是"保养的责任在于自己"的那种。自己肌肤的好坏，其实不能只怪罪于保养品是否好用而已，认真查阅资料，努力吸收正确知识，才不至于对广告照单全收，这才是她变好的最大关键！再来就是定时拍照记录，持续几周下来自然可以明显地看出进步，也能因此得到更多的信心。

你的脸为什么好不了？

因为敏感、痘痘粉刺等，肌肤泡在面膜布中闷着会更惨。

ELSA观点

❶面膜含有比一般保养品更多的防腐剂，容易刺激肌肤。
❷痘痘发炎时被潮湿的面膜布料覆盖容易恶化。
❸面膜含有不少增稠剂，也容易刺激敏感性肌肤。

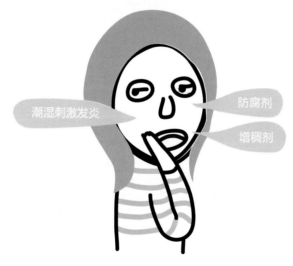

潮湿刺激发炎　防腐剂　增稠剂

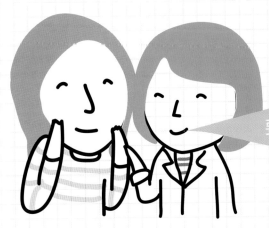

要相信自己的感觉

如果你的脸还没有好转，先检查自己是否也曾这样

❶把保养的责任丢给美容师。

❷耳根子软，容易被推销不适合自己的疗程。

❸喜欢囤货，不知从何用起。

❹相信广告，喜欢有噱头新奇的保养品。

❺进行美容疗程，却没见到医生一面。

从现在开始改变还来得及

❶保养是自己的责任，不是医生或者美容师的责任。

❷学会对广告持保留态度。

❸不要囤货，而是应该依照肌肤当时的状况随时调整保养品。

❹专柜小姐或者美容师说你皮肤很糟糕，但也许她自己更糟糕，所以不要轻易被人家破坏你的自信，先回家仔细检查自己的脸出了什么问题，才不会被别人的恐吓，骗你多买很多不必要的保养品。

这样你的肌肤一定会越来越好！加油！Go!

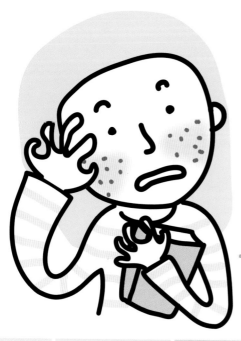

Angela

年龄／24
职业／工程助理
保养资历／2年

被医生放弃的Angela，
正确保养救回美丽

压力　压力　压力
压力
压力
压力

"2011～2012年是我皮肤最惨的时候。"

作息正常，却仍冒痘

　　Angela说自己饮食非常清淡，每天都是从家里带便当到公司，不碰任何油炸食品，也不像一般女孩喜欢吃巧克力或甜食。每天晚上到了11点就像灯泡要熄灭一样作息超级正常，更不喝冷饮。

　　"连我爸爸都常故意拿着鸡排靠近我鼻子说：很香！真的不吃？可是我绝对是意志坚定，碰都不碰。所以，我真的不知道哪里做错了，两颊的痘痘疯狂长。一开始只有几颗，不以为然。没想到后来大暴发成两颊整片红肿。于是姐妹朋友们好心介绍我去看中医。现在回想当时可能因为工作压力真的非常大，心情不好也不能对别人发泄，只能偷偷埋在心里自己消化，于是就冒了所谓的压力痘吧！"

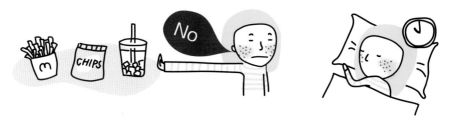

晚安面膜，让Angela两颊延伸到下巴都过敏红肿

　　"到最后，中医放弃我，叫我去看皮肤科。"

　　"开的药我其实也有查过资料，大概就是类固醇之类的。我很担心就算我的脸好了，但人也挂了(笑)。"

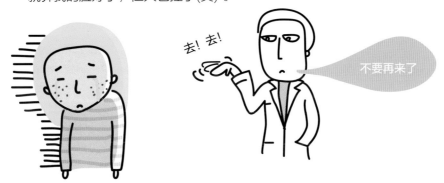

　　"还有另外一个让我更加郁闷的是买了很有名的晚安面膜。广告是说睡一觉就可以扑灭粉刺，只不过才擦第一天，隔天起床脸竟然肿了起来，连下巴到脖子都肿得厚厚的，看起来像是有双下巴。立刻把这罐晚安面膜送给我姐姐，很坏吧！"

　　"因为脸上过敏红肿＋暴痘，买了韩国BB霜想要遮掩，我知道这等同于上妆，回家是一定要卸妆的，然而挑到的卸妆油，不管用水怎么冲都还是很油。"

　　"洗脸的用品是买石碱、深层抗痘洗面乳，其他的保养品几乎都是接手别人淘汰的。因为痘痘粉刺很多，觉得肌肤摸起来很不平整，就买了绿豆粉之类的产品来疯狂去角质，可是颗粒很粗的产品搓得脸很痛，也只能忍耐。"

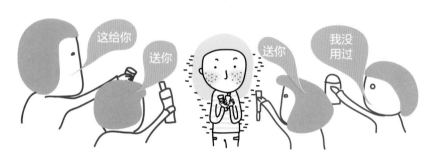

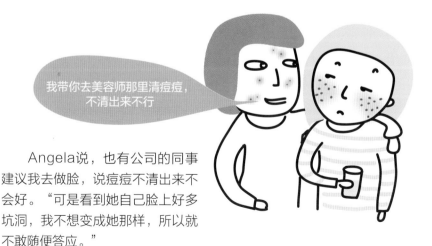

　　Angela说，也有公司的同事建议我去做脸，说痘痘不清出来不会好。"可是看到她自己脸上好多坑洞，我不想变成她那样，所以就不敢随便答应。"

影响自信，宁可闷在家看恐怖小说

当时满脸红痘的Angela要在姐姐婚礼上当招待，但是因为自信心受打击，连见到亲戚长辈都不太愿意正面打招呼。"他们大概觉得为什么我这个小孩忽然变得这么没礼貌！"

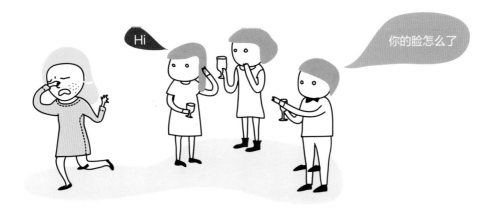

"那阵子心情沮丧，所以就经常跑书店，想要搞自闭找些恐怖小说来看看！没想到遇到了ELSA的保养书，因为封面很可爱，就决定买回家看了。看完后就觉得：天啊！原来我很多保养方式都不对。我每天都拼命地拍打自己的脸，加上我的皮肤很容易过敏，随时都很痒，拍一拍会缓解瘙痒，有时候拍得都痛了，还以为这样就可以止痒了，也以为保养品用拍的会比较好吸收，想不到ELSA的书上却写着不能拍。"

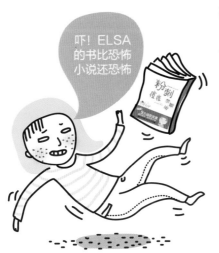

没有继续吃药、擦药，痘痘却消失了

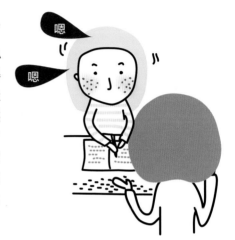

"仔细阅读之后，我就决定要跟ELSA约见面，经过整个保养步骤大调整，我好得非常快，同事与家人都觉得很惊讶，没有继续吃药或擦药，但是肌肤的状况却越来越好！我男朋友还跟我说之前他以为我好不了了，都不敢看我的脸！"说起那段不久之前的心路历程，Angela忍不住红了眼眶。原来，就算看起来多乐观开朗的Angela，也免不了因为肌肤状况而影响心情。

听完了Angela的悲惨经历，你是不是曾经或者正为肌肤问题痛苦着呢？看着Angela一张张的照片，究竟是什么原因？除了压力大之外，难道没有别的理由狂冒痘或者过敏了吗？

我请Angela耐着性子，肌肤既然不是一夕之间崩坏的，所以要好也不可能是两三天就达成。当初看到Angela严重的痘痘脸，觉得起码要花一年半载才能好转，没想到，2012年12月~2013年3月，Angela整个脸都没有痘痘了，只剩下淡淡的粉红痕迹，好转速度超前。

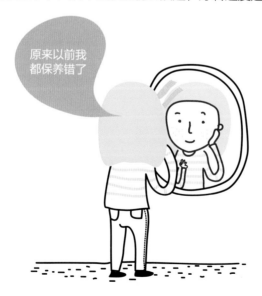

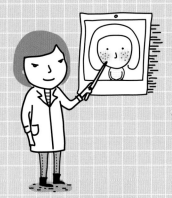

第一件事，
自拍记录肌肤每周状态

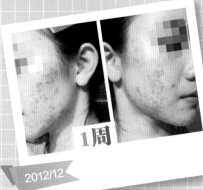

1周

2012/12

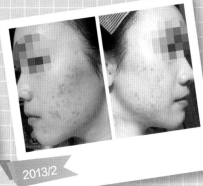

2013/2

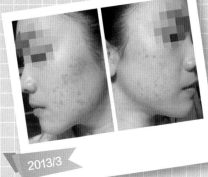

2013/3

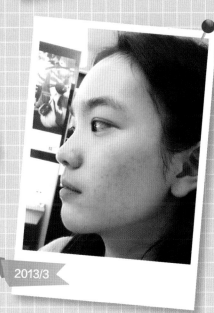

2013/3

ELSA归纳出Angela当初的保养缺失

❶卸妆问题： 卸妆油没彻底乳化，也没有冲干净，油脂残留毛孔。

❷过度清洁： 敏感肌肤却过度清洁，使用碱性的抗痘洗面乳，洗完干燥紧绷却不知道该怎么办。

❸清洁不足： 懒惰的时候就只用湿毛巾擦擦脸。

❹保湿不足： 只用化妆水，没有确实做好保湿。

❺底妆太油： 使用过于油腻的BB霜。

❻保养品不经选择： 总是接收别人用剩的保养品，不确定自己是否适合就拼命往脸上擦。

❼晚安冻膜敷出问题： 睡觉时擦了过于闷热油腻的晚安冻膜，以为加了茶树精油可以排粉刺，想不到惹来"过敏＋粉刺痘痘大暴发"。

❽ 频繁去角质，过度磨损肌肤。

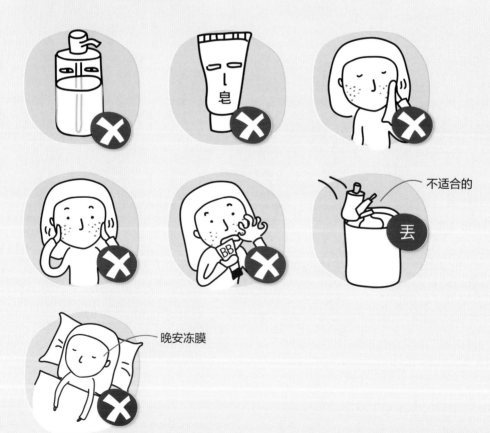

不适合的

丢

晚安冻膜

长痘痘的你，
以为绿豆粉可以磨掉痘痘吗

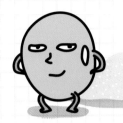

别傻了！

> 用绿豆粉搓脸的方法不可每天使用，正常肌肤都会因此受伤了，痘痘红肿时期更要避免磨砂保养。

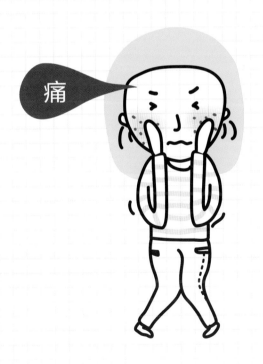

Angela自己当时天天使用绿豆粉敷脸＋搓脸，脸很痛，可是还是继续这样做，因为听说这样可以把粉刺都逼出来。她的皮肤非常的薄透敏感，这样做对肌肤来说是种很大的虐待，就算是正常肌肤，也不能天天这样使用，不管是加水还是干搓，都会直接导致皮肤过薄，整个两颊与额头都呈现干燥、脱皮、泛红的状态。

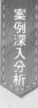

使用绿豆粉(或任何磨砂膏)该注意什么

① 颗粒磨砂的去角质方法，只适合没有发炎、没有痘痘伤口的时期使用。

② 涂抹的范围仅限于T字部位(额头、鼻子)。

③ 可以加在洗面乳当中按摩鼻头，帮助去除黑头粉刺。

④ 若要敷脸，5分钟就可以洗掉了。

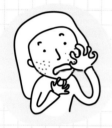

发炎、痘痘肌肤不适用

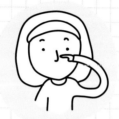

仅限T字部位

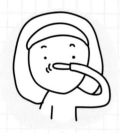

和洗面乳混合使用

敷脸不超过5分钟

脸不适用，转作身体去角质

　　以前ELSA暴痘时也用过直销的磨砂膏，但是搓起来真的很痛，不小心还会划破痘痘导致流血，它可以当成你肌肤健康时的基本保养，但等到冒痘再用已经来不及了，千万要避免。那我们家里的磨砂膏要怎么办？很简单，加在沐浴露当中拿来搓膝盖、手肘、脚跟，帮助身体去除老废角质，重现光滑娇嫩。

ELSA观点

乳白糨糊状的晚安面膜对敏感肌肤会有些许刺激性,对痘痘而言也太过闷热,不适合敷整夜,最好敷5分钟后洗掉。

由于这类糨糊状的面膜已经相当厚重,最佳的使用方法是舍弃前面所擦的任何保养品,洗脸后就直接敷,并且5分钟就洗掉,再擦其他原本应该要擦的保养品,也就是用来当一般面膜使用就可以了。

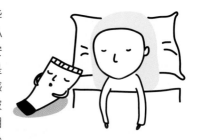

如果你擦了化妆水 + 各种精华液 + 乳液 + 面霜,甚至医生开的A酸,最后又抹上厚厚的糨糊状晚安面膜睡一整夜,对肌肤来说实在是负担太重了,尤其是比较容易敏感的肤质,后续厚重的覆盖会让A酸被肌肤更大量地吸收,刺激性也会相对提高,而对已经出现一些闭锁粉刺现象的肌肤而言,闷得太久刚好让细菌有机会在里面"作怪",也难怪Angela敷完之后,不但过敏,还暴痘了呢。所以,晚安冻膜就算再怎么诉求可以抗痘、灭粉刺,都不要轻易这么做。

如果你一定要使用,建议大家以透明的凝胶替代,让角质层达到基本的锁水功效就可以了。

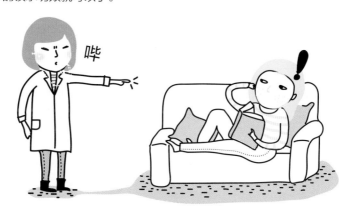

哔

Angela的改善步骤大公开

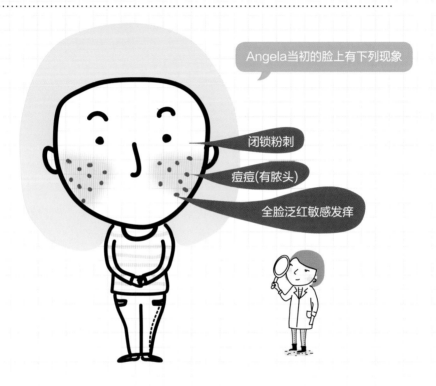

Angela当初的脸上有下列现象

闭锁粉刺

痘痘(有脓头)

全脸泛红敏感发痒

第一阶段　　舒缓泛红敏感

　　停止去角质、停止用肥皂洗脸，以免继续伤害皮脂膜。

　　皮脂膜是一层包含了油脂、汗水、氨基酸以及其他物质的弱酸性保护膜，负责保护肌肤。健康的皮脂膜可以预防水分散失、避免紫外线穿透，以及预防细菌入侵，若因为清洁过度、不当的保养方法(例如过度去角质)，因而遭受破坏失去防御力，你的脸就会变得干燥、敏感、刺痒、发热、极度脆弱，擦什么保养品都会不舒服。

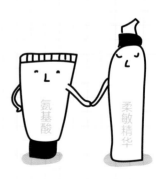

Angela的敏感现象非常明显，加上有痘痘粉刺时期使用绿豆粉过度磨损肌肤，以及用碱性肥皂洗脸后过于干燥却没有正确保湿，所以这个阶段保养品的选用要格外小心，先避免可能会产生刺激性的换肤类产品，去角质及敷面膜也都要暂缓，更要避开酒精含量高的化妆水。

受伤的皮脂膜

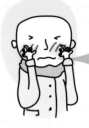
脱皮刺痛

洗脸也必须挑选温和的款式(最好是使用不含皂碱的纯氨基酸洗面乳)，再搭配负责退红的柔敏精华，给点时间把被破坏的皮脂膜修复回来，重建肌肤的抵抗力，如果忽略这些，擦再多的其他保养品也不可能让肌肤变好的。

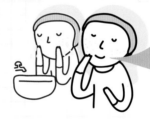
光是从肥皂换成氨基酸洗面乳，我的脸就舒服多了

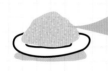
Calamine Powder是粉红色的

洗脸后，建议她使用含有Calamine Powder(粉末)的调理液倒在化妆棉上，局部敷在泛红处。

Calamine Powder主要的成分包括了氧化锌、氧化铁，常见于药膏或痱子膏当中，用来减轻肌肤发热、刺痛。有些保养品当中也会添加，例如拿来抹在大量暴晒于阳光下的身上、背上。也有不少美容师帮顾客做脸清除痘痘粉刺后，敷在脸上降低脸部发红的情况。

Angela这个阶段几乎每天都使用含有Calamine Powder、尿囊素等成分的安抚调理水，敷脸15分钟后，全脸再涂抹上含有Beta-Glucan(燕麦萃取)的柔敏保养液。

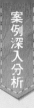

第二阶段　　毛孔净化

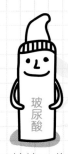

　　加强毛孔深层净化，让闭锁粉刺及痘痘内的细菌含量越来越少，此时请不要用手去挤压痘痘或粉刺，否则一旦划破伤口，感染的范围会越来越大。

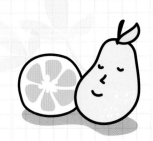

　　这个阶段可以开始擦一些含有抗菌成分的植物萃取精华，例如Pam Extract(青柚籽萃取)、Goldenseal(北美黄莲)，都是不错的成分。最好在配方上同时含有玻尿酸来避免干燥脱皮。

　　涂抹的范围是痘痘本身以及痘痘周围，由于保养品不像一般的痘痘药那么刺激，所以一天可以多涂抹几回。

第三阶段　　促使肌肤更新，代谢更深层的白头粉刺

　　白头粉刺比黑头粉刺、红肿的痘痘都还要难处理，要花更多时间，一定要有耐心。清空毛孔内的闭锁粉刺，痘痘就不容易复发了。

　　会产生闭锁粉刺的原因之一是先前Angela使用了卸妆油，却没有正确彻底乳化并且把油感洗掉而残留堵塞毛孔所致。

　　这个阶段她的肌肤已经没有之前那么红，但仍属于敏感性肌肤，虽然可以开始使用浓度低的复方杏仁酸精华来做"微换肤"，但是使用前还是要先涂抹一些柔敏精华打底。

不管用什么方法换肤都可能会逼出更多的痘痘，这是暂时的代谢现象，有预先告知Angela这个情况，并且继续搭配Pam Extract(青柚籽萃取)成分的保养品。Angela也耐心地度过了更容易冒痘的几个礼拜，顺利地代谢了不少埋在肌肤里面许久的闭锁粉刺，只要清空毛孔内的粉刺，痘痘就不容易复发了。

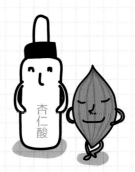

什么是复方杏仁酸精华

　　杏仁酸是一种现今非常流行的亲脂性果酸，比一般传统的果酸温和许多，再加上美容盛行，许多厂商争相推出杏仁酸产品，所以现在有许多人会自行购买回家使用。以杏仁酸精华液来说，目前市面上主要分成两种，一种是强调杏仁酸本身浓度的单一杏仁酸(例如6%、18%、20%)，高浓度杏仁酸(5%以上就算高浓度)因为也伴随着较高的刺激性，会比较容易造成肌肤脱皮的现象，建议不要天天全脸使用；另一种是"含有杏仁酸成分，但杏仁酸不一定是当中浓度最高的，还包含了像乳糖酸、葡萄糖酸、传明酸、玻尿酸等其他成分"，属于"复合式换肤精华"，因为个别浓度低，相较之下刺激性也低，但是以复方的方式达到整体更好的效果，比起单一杏仁酸要更适合一般居家日常保养使用，擦起来几乎没有任何刺激感。

　　冒痘期间或是肤质较敏感的使用者，建议擦这种复方的温和款式，除了加强粉刺代谢，还可以同时兼具收敛毛孔、抑制油脂分泌、全脸提亮、肌肤光滑的优秀效果，而且因为其优异的导入特性，也会让后续使用的保养品更容易被肌肤吸收，发挥更大的效用。

●成分解释

1.乳糖酸(Lactobionic Acid)：对于肌肤有很好的复合修护及保湿效用。

2.传明酸(Tranexamic Acid)：防止色素沉淀。

3.葡萄糖酸(Gluconolactone Acid)：也是一种果酸，具备了帮助肌肤更新、畅通毛孔、改善粉刺、毛孔堵塞的现象，因为温和不刺激的特性，很适合Angela这种干燥敏感肌肤使用。

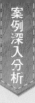

第四阶段　　淡化痕迹

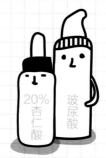

让受痘痘粉刺肆虐后的痕迹越来越不明显，这个阶段的时间也要比较长，可能会花上大半年。

开始使用美容店或网络都可以买到的20%的杏仁酸精华，但只允许"局部点涂"，试过小局部发现没有明显脱皮或刺激感后才可以放心涂抹。请注意，20%的杏仁酸浓度颇高，不适合天天使用。2~3天使用一次就可以了，以免有的人会因此而脱皮。涂抹后要记得洗手，否则有的人连手都会脱皮。

不论使用多少浓度的杏仁酸，都应该要加强保湿，所以Angela也同时使用了玻尿酸以及不太油腻的保湿面霜(面霜局部涂抹，可以只在夜间使用)。

有一个小技巧分享给担心擦了高浓度杏仁酸而脱皮的人：擦了杏仁酸之后，再涂抹一些含有雷公根植物萃取的修复霜，这样痕迹会更快消失，而且霜状的滋润度也可以同时预防脱皮。

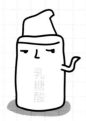

第五阶段　　刺激胶原蛋白增生，加强毛孔细致度、修复凹凸不平

等脸上的痕迹逐渐淡化，你会开始介意原本没有注意到的毛孔现象，或受伤过的痕迹凹洞。这时可以持续使用温和的复合式换肤精华，并注意保湿。

第六阶段　　清除黑头粉刺

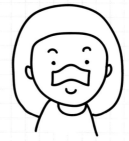

鼻头粉刺一直都不是ELSA要帮助Angela的重点，也可以说是刻意忽略的部分，因为Angela的痘痘几乎都是"闭锁粉刺(也就是白头粉刺)"演变而来的，且Angela本身的黑头粉刺真的不明显。只是2013年4月，肌肤彻底好转的她当然就想要更完美一点，开始使用拔粉刺的产品来对付黑头。只要拔完后毛孔收敛能做好，并且使用的是纯天然的成分，就不用担心毛孔会越拉越大。

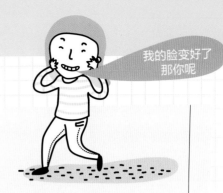

我的脸变好了
那你呢

一起努力认真执行!

★ **认真记录所选购的保养品,
以及该使用的步骤等详细资料**

保养品的盒子拆开后不能丢掉,因为许多重要信息都在上面。

★ **每个星期拍照记录肌肤变化**

Angela非常认真拍下自己的照片,与其他的痘痘脸相比,算是勇气可嘉,就像有些减肥的人每天量体重一样,做好详细的记录,才能逐渐看到成效。

★ **严格把关,少吃蛋糕、巧克力等甜食或油炸食物**

油炸食物和火锅、巧克力吃太多不但容易火气大,也会让油脂分泌增加。这个一般人大概很难做到,难得的就是像Angela如此忌口,难怪会比一般人好得快。

★ **作息正常,不熬夜**

如果真的不能在晚上11点之前休息,最起码要睡足8个小时。

★ **开朗乐观,不遮掩(不上妆,不戴口罩遮脸)**

避免长时间戴口罩,或者不得已的话就要勤换口罩。

★ **避免做脸,也不图求快而做强烈的
果酸换肤或激光除痘**

Angela很听话,已经敏感的
肌肤是不适合随便再使用强
烈的果酸或者激光了。

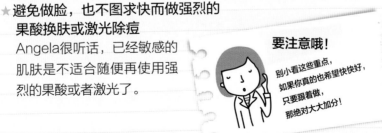

要注意哦!

别小看这些重点,
如果你真的也希望快快好,
只要跟着做,
那绝对大大加分!

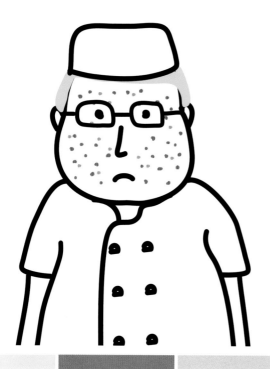

小胖

年龄／24
职业／太阳饼制作师傅
保养资历／1.5年

太阳饼师傅年花8千做换肤，却更糟了

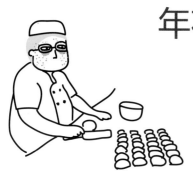

小胖在台中名产太阳饼店铺工作，讲述自己在2011年8月去台北时，完全是抱着"死马当活马医"的心态。心想："脸这么烂，还有救吗？"小胖卷起袖子露出肌肤说自己本来皮肤是非常好的，所以也不太注重保养这回事，高中之前，他完全没有使用洗面乳洗脸的习惯，都是用清水解决。

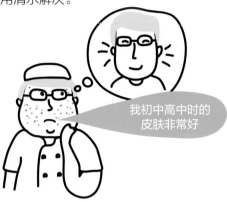

我初中高中时的皮肤非常好

自从高中毕业，进入台中知名的太阳饼店工作，还得负责炸猪油，不断地流汗却又没空洗脸，每天从早上八九点，一直工作到晚上甚至加班到更晚，两年的时间，全脸竟然长满了痘痘。

脸上的痘痘刚冒出来一两颗时总以为没有关系，但这些痘痘并不如你想象的过两天自动就会消失，相反的可能会因此不断蔓延扩散，导致最后全脸都是。

"我以为过几天就好了，就放着不管，想不到越长越多，最后整个脸都是……"吓得小胖看了四家皮肤科，只是自己也容易偷懒，擦药之后只要好转，就不擦了。于是反反复复，让脸总是好不了。因为工作的关系，只要制造过程中做失败的糕饼小胖都会吃掉，除此之外，晚上10点多下班还会买一大包三四十元的盐酥鸡或碳烤，体重顿时暴增到120公斤，感觉自己好像越来越胖，脸上的痘痘越冒越凶。

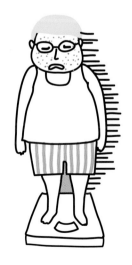

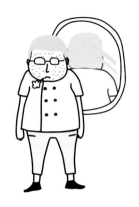

"长痘痘，所以我很不爱自己的脸，也很讨厌拍照，讨厌和朋友出去。"拖着好不了，就会让人想出猛招来"快速斩断脸上乱七八糟的状况"，于是小胖就在朋友的推荐之下，走进了美容诊所，进行了一年多来被推销了无数次"果酸换肤＋臭氧"疗程。

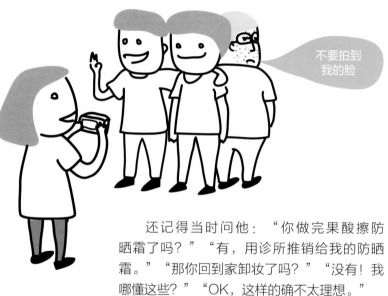

不要拍到
我的脸

还记得当时问他："你做完果酸擦防晒霜了吗？""有，用诊所推销给我的防晒霜。""那你回到家卸妆了吗？""没有！我哪懂这些？""OK，这样的确不太理想。"

"果酸超级刺激的，弄在脸上已经很痛了，接着美容师帮我用工具挑粉刺痘痘更是痛得受不了。每当一个疗程快结束时，就会被美容师继续推销，我也就继续买了，可是脸并没有好转，反而更惨。"小胖心有余悸地叙说当时的情况。

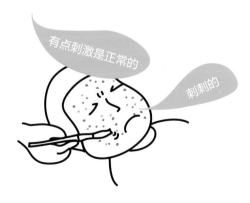

有点刺激是正常的

刺刺的

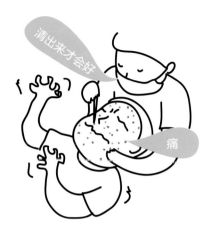

"当时不敢让家人知道我花了4万多买疗程，还剩下四次我实在是不想再去了，就决定上网找找资料，看看网友是怎么解决的。"

聊宗之后，大概知道小胖对于保养是毫无概念的，就算已经花了不少钱交给别人帮忙解决，自己在家里的后续保养却什么都没有做，这样不但不会让肌肤变好，还可能更糟糕。

既然保养知识为零，就让我们从看似最无趣的洗脸开始学起吧！洗对了脸，粉刺、痘痘、敏感、脱皮都会一一远离你！

从头学习洗脸这个动作

于是我们认真地上起课来，原本以为他和一般的男生一样，会告诉我："我很懒，有没有从头到脚一罐解决的？"没想到小胖非常的认真用功，对于我给他的功课，什么能做、什么不能做，都相当认真地记下，让人对这个特地从台中来台北学习保养的朴实男生印象深刻。

由于小胖长时间在闷热的厨房工作，所以全脸都相当油腻，因此先请他使用温和的洗面乳洗把脸再说，也等于让他从最基本、最重要的保养步骤——"正确洗脸"开始学习。

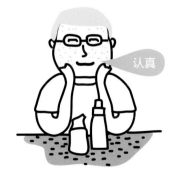

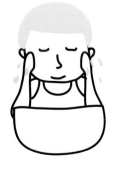

正确的洗脸步骤

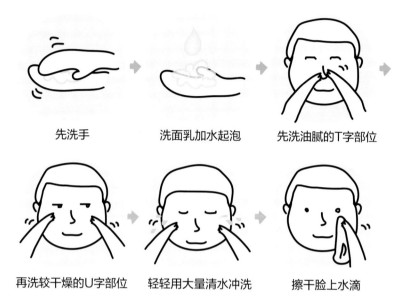

先洗手　　　　　洗面乳加水起泡　　　先洗油腻的T字部位

再洗较干燥的U字部位　　轻轻用大量清水冲洗　　　擦干脸上水滴

首先用洗手乳把手洗干净，这个步骤可以先把手上的油垢去除，这样一来再洗脸时只要挤少量洗面乳就可以搓出泡泡了。否则洗面乳在油腻的双手中泡泡会马上不见，因为你变成拿洗面乳来洗手了。

接着要求小胖多滴几滴清水在手掌，让洗面乳可以更容易化开，然后搓出一些泡泡之后，先洗最油腻的T字部位，也就是额头、鼻子、鼻翼、下巴。**从一个人的洗脸动作，我们可以观察出他是否真的对于脸部哪里油腻有概念，可惜大多数的人都会拼命地搓两颊，所以我必须要刻意的提醒他先洗T字部位，最后才洗U字部位(两颊)。**

泡泡最多的时候要先洗T字部位

为什么呢？因为T字部位是皮脂腺分泌比较旺盛的地方，所以油脂会比较多，而当你手中有比较多泡沫的时候，就应该要先洗这里。

U字区域是比较干燥的地方，我们只要用最后剩下的一点点泡泡轻柔地抹过两圈，但是要特别注意，洗脸不是刷墙壁，所以我们不能用手指或者手掌的力量整个搓你的脸，而是应该要**发挥轻功，让泡泡本身接触你的脸就可以了**，接着就可以用大量的清水把脸上的泡泡都冲掉，冲水的次数最起码要20次以上，避免还有任何的洗剂残留。如果你使用肥皂洗脸，可以观察一下是否有皂垢卡在毛孔里，如果有好像怎么搓都无法完全化开的情形，按摩与冲水的次数就要跟着增加。不过对痘痘敏感肌肤而言是不太推荐长期使用肥皂洗脸的，可先使用弱酸性的洗剂，有的更直接做成泡沫摩丝状，免去搓泡泡的时间，也是非常不错的选择。

关于冲水的动作，小胖和一般的男生一样，会喜欢用力在脸上上下搓得稀里哗啦，这样做实在是太暴力了些。

洗完要立刻擦掉脸上的水滴

洗完脸之后，我立刻递上纸巾让小胖把脸擦干净才可以离开洗脸台回到座位上。并不是怕水沿路滴到地上，而是希望他养成洗脸之后一定擦干而不是自然风干的习惯，因为只要你让水分自然蒸发，那么脸上原本有的水分也会一起蒸发，不久之后你的脸会更加干燥不舒服，而且脸上水珠太多，要涂抹保养品也是很不方便。

> 接着我们就开始针对小胖当时的肌肤状况做基本的保养建议：避免痘痘继续恶化，学习"油水平衡"这个概念的重要性。

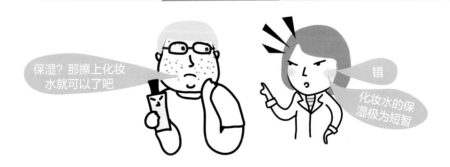

回到座位的小胖，我先让他照照镜子，他的脸马上就比刚才没洗脸之前白嫩许多，而且摸起来既干净又无油感。

"应该很久没见到这么干净的脸了吧！"

"是的，而且洗完很舒服，感觉毛孔都干净了。"

什么是油水平衡呢？常常听到，油性肌肤容易长痘痘，干性皮肤老得快，是这样吗？没错，但是油性肌肤不一定是天生的！很可能是由于后天所处的闷热环境，或者你根本不懂怎么清洁与控油保湿所造成的！

"什么？我的脸这么油，还需要保湿？"

"当然，你如果不给肌肤喝足够的水，它会渴到必须要分泌更多的油脂，来让你的表皮不那么干燥，这样一来，不是更油了吗？"

小胖似乎开始领悟原来自己实在很不清楚保养是怎么回事，更别谈自己去买什么保湿产品来涂抹了。

"那我立刻涂上化妆水就可以了对吧？"

"错！不需要。"

"可是电视上都说，擦了化妆水，皮肤一摸就好像很有弹性似的。不对吗？"

"对，但那是暂时的，而且极为短暂。"

"那我应该要怎么做？"

"别急，我们先针对脸部的问题做个更全盘的了解再开始保养！"

小胖是很典型的因为环境闷热、全脸油腻而闷出的痘痘，当然再加上自己几乎天天吃油炸食物、高油脂的糕饼类，所以不长痘痘真的就没天理了。

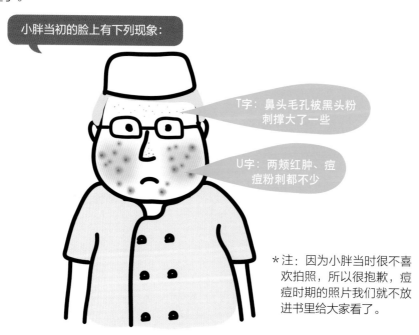

小胖当初的脸上有下列现象：

T字：鼻头毛孔被黑头粉刺撑大了一些

U字：两颊红肿、痘痘粉刺都不少

*注：因为小胖当时很不喜欢拍照，所以很抱歉，痘痘时期的照片我们就不放进书里给大家看了。

> 黑头粉刺的原因大多是油脂过度分泌、并且清洁不当，造成毛孔堵塞，只要清除的方法正确，并不会让毛孔越拉越大，反而因为障碍物移除，而让毛孔有缩回去的机会。

鼻头粉刺的清除方法

　　首先，因为小胖的鼻子没有痘痘，所以我就让他先把毛孔塞满的粉刺颗粒移除，使用的是天然的胶原蛋白粉末与一些能够让老废角质溶解的木瓜酵素精华调和在一起涂抹，并贴上吸油面纸，等几分钟干了之后再撕起，这时候看到满满的粉刺颗粒黏在吸油面纸上，小胖惊呼："好恶心！"

　　再把鼻子用湿纸巾擦干净，瞬间就发现毛孔收起了不少。

　　"所以，拔粉刺并不会让毛孔越拔越大？"

　　"不会，如果你的方法正确的话。当我们把障碍物(也就是粉刺)移除，你的毛孔才有机会缩回去！如果一直卡着不处理，当然就会越撑越大，最后毛孔壁是会变得松弛而没有弹性的，抹再多收敛的保养品都没用了。"

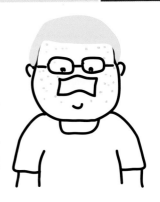

关于拔粉刺这件事

❶首先，你先照镜子观察一下是否真的有很明显的鼻头粉刺。有的人是粉刺多到快要掉出来似的，而且真的很黑，但也有人是非常细小的黑点，这根本不需要拔，也不必在做脸的时候硬要蒸脸、要求美容师帮你挤。

❷搞清楚哪里是可以拔的？

可以拔的，大多是属于鼻头和鼻子两侧的三角地带，眉心、下巴这几个地方。两颊与额头的粉刺大多是闭锁形态的白头，不要寄望可以轻易地拔出来，硬要处理一定会很痛。

"那拔粉刺和用工具清粉刺有什么不同呢？为什么有的人是用夹的，有的人是用粉刺针去压它或者用斜角的勾型针去挑？"

"这些都是流行了好几十年的清粉刺方法，也是美容沙龙最常帮顾客做的事情之一，但是因为毛孔实在是太多了，短时间内无法完全清理，清越久你的鼻子大概也都被捏红了！而且粉刺针的消毒也很重要，不能用过之后就丢在一边，下次拿起来要用的时候上面大概已经布满了细菌，这样只会让毛孔更脏。"

除完粉刺，小胖忍不住一直摸起自己光滑的鼻头，这是洗脸之后，第二个让他觉得自己的脸变得更干净的保养步骤。

保养应该要有"温和有效、没有强烈痛感"的坚持，不是一定要这么痛苦才能换来好的结果，尤其男生大多比女生更怕痛，要他们接受果酸换肤、美容师清粉刺痘痘的不适，只会让他们对保养更加抗拒。

ELSA对小胖的短评：

不断过度使用刺激性高的换肤产品可能会让平常不喜欢保养也很怕痛的男生更加产生抗拒感，应要循序渐进，一次以一个重点来处理，秉持着温和有效，没有强烈痛感的原则，才能让保养变成一件舒服且美好的事。

许多男生都被误会成很极端的油性肌肤，其实不然。不妨观察一下是否自己的T字油腻，但是两颊却偏向惨白并且当中透着泛红、干燥？如果是，表示你的肌肤油水平衡该加强了！

建议做的保养

小胖没有擦药、吃药或打针，完全以温和保养，也不做脸的方式改善了肌肤。

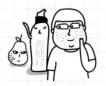

第一阶段　　　　第二阶段　　　　第三阶段

小胖的改善步骤大公开

第一 阶段 着重于减少痘痘的扩大

不刻意处理痘疤、深层粉刺等问题，而是先缓和一下全脸泛红敏感的现象。

❶清洁：改用加强去油力的纯氨基酸洗面乳洗脸，一天2~3次。

❷化妆水：不能随便使用，只能使用具有安抚效果的款式。

❸控油：含有Zinc PCA成分的收敛精华是不错的选择。

❹加强洁净：使用含有青柚籽萃取与复方植物萃取的精华液抹在痘痘上。

❺加强油水平衡：使用多重分子玻尿酸精华液做好保湿。

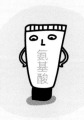
清洁

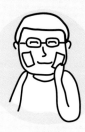
化妆水

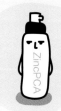
控油

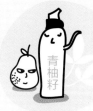
毛孔净化

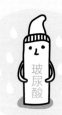
保湿

第二阶段　　针对痕迹淡化并降低粉刺堆积速度

我每三个礼拜观察一次小胖肌肤修复的状况，改善了之后，就可以开始着手进行更深层的粉刺排出以及痕迹淡化的工作。

❶**清洁＋微去角质：**尝试使用有微去角质功能的氨基酸洗面乳。

❷**痕迹修复：**可以使用含有雷公根萃取与传明酸成分的乳霜。

❸**防晒：**外出时使用纯物理性防晒隔离霜。

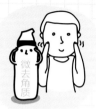　　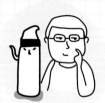　　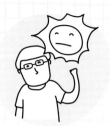

清洁＋微去角质　　　　　　痕迹修复　　　　　　　　防晒

第三阶段　　缩小毛孔并维持肤质的油水平衡，预防粉刺痘痘

这个阶段可能连深层的闭锁粉刺都已经代谢出不少，所以要加强的是"毛孔细致"以及"预防粉刺痘痘再次发生"的基本功夫。

●**增加的步骤：**

❶使用复方杏仁酸调理毛孔，温和换肤，使肌肤平滑。

❷**痕迹修复：**使用含有雷公根与传明酸成分的美白霜淡化痕迹。

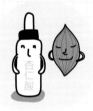　　　　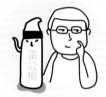

温和换肤　　　　　　　痕迹修复

禁止小胖做的六件事情：

❶禁止继续做脸。

❷禁止使用化学性防晒产品。

❸禁止吃太多油炸食物与糕饼、巧克力。

❹不准偷懒不洗脸或只用清水洗脸。

❺禁止使用含皂的洗面乳。

❻禁止挤痘痘粉刺。

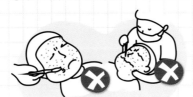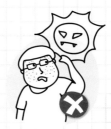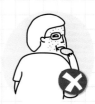

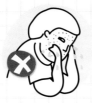

小胖肌肤彻底好转
并从体重破百一路瘦了30公斤

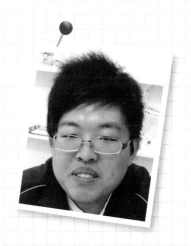

"没想到，竟然花最少的钱，获得最大的改善。"这段期间为了让痘痘改善于是戒除每天吃盐酥鸡、炸花枝的习惯，多喝水，加上适当的保养，3个月就达到痘痘消灭七八成的梦想。最近甚至连痘疤都看不出来了，而这同时，小胖也获得了更大的礼物：瘦了30多公斤。

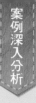

ELSA总结

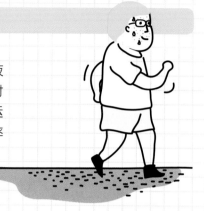

　　大家都知道运动可以促进血液循环、释放紧张与压力，还可以同时带走肌肤内的废物。因此，只要多运动，抵抗力增强，压力痘的发生概率就会降低一些。

　　从小胖的例子，我想应该很多人发现了自己的脸为什么一直好不了！答案就是：洗脸的观念错误。

　　清水洗脸的去油力道最弱，不足以应付小胖所处的油腻环境。而汗水留在脸上，痘痘更是容易大暴发。

　　现在的小胖不但肌肤恢复正常，还变成同事之间的保养小老师，因为工作环境的关系，仍然有不少糕饼师傅会和他当初一样有痘痘越来越多的情况，经过小胖的指导，肌肤也逐渐好转了呢。

一起检查自己是不是也这样以为

1.脸油，就用很强力的洗面皂洗脸？No！这样只会更出油。

　　以为脸油腻就要多洗几次，或者挑选去油力最强的洗面乳，最好是洗到干干涩涩才满意。但这样就是皮肤糟糕的开始！为什么呢？难道脸油多洗几次不对吗？洗脸真的是一个大学问，挑对洗面乳也是很重要的。因为清洁剂的本身就可能会让肌肤过度磨损，建议大家洗脸不要按摩太久，冲水倒是可以冲久一点。以一个在厨房工作的男性而言，一天洗脸最多四次已经很足够了，虽然身处的环境比较闷热，流汗在所难免，但也不能因此而过度清洁。

洗脸时机 | 次数及洗面乳选择之建议

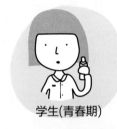

学生(青春期)

早+中+晚(三次)

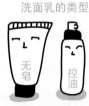

洗面乳的类型

无皂碱 + 控油配方的洗面乳

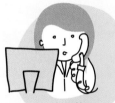

上班族
(办公室空调环境)

早 + 晚(两次)晚上
若卸妆品较为油
腻，可连洗两次。

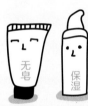

无皂碱 + 控油保湿配方的洗面乳

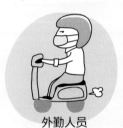

外勤人员

早 + 中 + 傍晚 + 晚(四次)

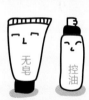

无皂碱 + 控油配方的洗面乳

内勤
(厨房工作)

早 + 中 + 傍晚 + 晚(四次)

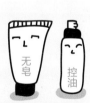

无皂碱 + 控油配方的洗面乳

2.男子汉大丈夫，一两颗粉刺痘痘不用在乎？那就糟糕了！

痘痘若只是女孩子的生理痘，很难完全避免，需配合正常作息以及清淡饮食。但若是无缘无故忽然发出的，而且一开始的形态只是小小粒的白头，这就比较麻烦了。因为两颊的白头通常不会只发出一两颗，严重的时候会整片脸颊都是，若不在意，接着就是暴痘时期了。

3.越激烈的手段，治疗痘痘的效果越快？错！

果酸疗程是非常受痘痘族欢迎的"换肤"方式。但是如果您的肌肤已经处于严重发炎且敏感的状态，先不要冲动比较好。建议采用温和的杏仁酸，可以减少使用上的不适感，也可避免红肿脱皮或干燥。

不过，居家使用因为没有医疗人员在旁协助，尽量选择低浓度的比较保险。低浓度的换肤，可以帮助老废角质代谢，让埋在皮肤里面的白头粉刺逐渐浮出表面，此时只要靠温和的洗面乳洗掉，就可以一天比一天干净，全脸摸起来的颗粒感也会逐渐消失。有一些粉刺会停留在脸上超过三四个月以上都没有动静，也非常适合使用含有杏仁酸的保养品来辅助排出。当初小胖就是使用了**温和的复合式杏仁酸搭配含有天然抗菌成分的植物萃取精华**，并且遵守不用脏脏的手去摸脸的原则，且不要一天洗脸超过四次，很快就看到非常不错的成效。

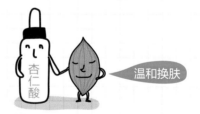

温和换肤

4.疗程一次买太多，不用可惜？No！

若觉得治疗过程很不舒服，最好不要随着销售人员的劝说而勉强接受，很多状况靠保养品就能逐渐好转，不一定要这么激烈的手段。如果你的皮肤素来已有过敏，或过于薄透，容易受到天气冷热变化而泛红脱屑者，更要特别谨慎，否则就会像小胖一样，脸越来越敏感凄惨。建议初期先单次购买，否则测试之后若肌肤无法承受，要退款可能就麻烦许多了，也许你也听说了路边会有一些拉你去做脸的，一旦进去不花个好几千是出不来的，这绝对要小心。

5.使用防晒产品，以为回家只要洗洗脸就可以了？错！

使用果酸或者做完美容疗程之后，若诊所强烈建议你必须要"防晒"，那也要选对防晒的类型。建议刚接受较深层治疗者的肌肤，应采取"物理性"防晒的产品。

物理性防晒与化学性防晒使用上最大的差异，是**物理性防晒可以不需要一直补擦**，化学性的防晒必须要时时补擦。化学性的防晒是涂抹"紫外线吸收剂"，但经过一段时间之后就会衰退，效果会变差。且化学性成分必须要经过肌肤吸收，较为刺激，敏感或红肿痘痘的肌肤不建议使用。

另外要特别提醒，不管男生女生，只要擦了防晒产品，晚上一定要特别将这些成分"卸妆移除"，避免毛孔堵塞或覆盖太久，因而导致肌肤问题。

6.吃太多油炸食物或糕饼，不是只有发胖而已。

当然，好吃的东西浅尝即可，小胖因为工作的关系几乎天天接触这些高油脂、香喷喷的食物，如果可以克制自己，就尽量在发痘痘的期间少碰为妙。很多人明明已经积极在脸上涂抹抗痘药物或保养品，却老是不见成效，常常是因为无法体会油炸物对身体以及肌肤的负担，那保养品怎么擦可能都很难见到成效。

7.做脸清粉刺飙泪是必须忍受的过程？错！

果酸换肤之后的小胖，同时间也让美容师用一些工具来挑起痘痘。其实这样是颇痛苦且残忍的，建议大家尽量避免，做脸应该要选择温柔舒服的方式，而不是每次都得怀着恐惧的心情在美容床上飙泪。

看完了小胖的辛酸血泪史，如果你是男生，也刚好处于满脸痘痘暴发期，请立刻舍弃他当初的错误保养观念与方法，从零开始学习也没有什么好丢脸的，因为这些学校根本没有教！

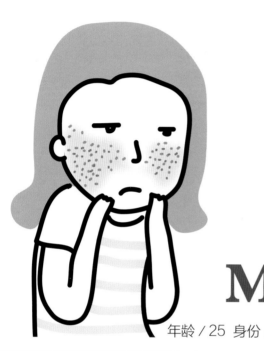

(马来西亚)

Melody

年龄／25　身份／准新人　保养资历／3年

即将结婚的Melody，
因痘痘好不了
痛苦地辞掉工作窝在家

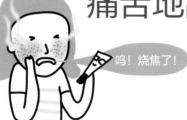

呜！烧焦了！

2013年4月，在Facebook开放线上聊保养，此时有一位名为Melody的马来西亚女生立刻和ELSA打招呼：

· ·

Melody

你好，我就是来自马来西亚的美乐蒂(豆花妹)。
我乱七八糟的药都吃过了，A酸吃了四年，不过不是每天。

ELSA

你之前想过为什么会长痘痘吗？
为什么忽然暴发这么多闭锁粉刺？
平常有上妆的习惯吗？

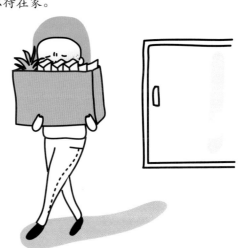

Melody

应该是不会保养。
而且受饮食习惯和熬夜的影响。
现在都不化妆了。
而且为了改善脸部的问题，辞职待在家。
我势必要治好自己的烂脸。
因为工作难免要化妆。

ELSA

好。
不要担心。
保养不能太急躁。

Melody

而且我真的不想吃药，也不想再继续耽搁下去了。看到你的书，觉得自己现在的遭遇，就像你当年的遭遇一样。

上个月还把自己的脸弄烧焦(灼伤)了！

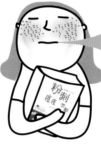

你的遭遇就是
我现在的遭遇

ELSA

Why?

Melody

还去打了两次针，医生开了药让我擦，擦了三天就越来越痒。

到最后，烧焦(灼伤)了，他开的应该是很强的果酸产品。

之后更加严重，超级痒又红肿，复诊时，医生还无动于衷，那时候的我，痒到每隔5分钟就冲水，当时真的很痛苦。

我真的真的对吃药打针彻底失望了，现在我自己照顾饮食，都吃很多水果和青菜，加上喝很多的水，早睡早起(今天例外)。

真的很痛苦。

而且年底我要结婚了。

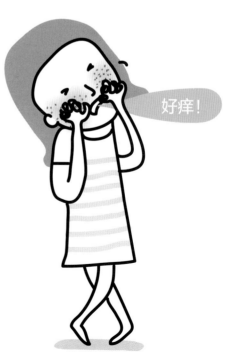

好痒！

ELSA

好，我大致了解你的情况了。如果有耐性，只要好好保养就会恢复健康的肌肤。

Melody

这样的脸，我都叫我男朋友不要娶我了。

好的，我会很有耐心抗战的，现在我吃得都很清淡。

因为觉得皮肤越来越痒、越来越红，就去找第二位医生求救，当时因为要出国拍照了，自己的皮肤却脱皮严重不能上妆，医生就开了几罐瓶瓶罐罐的产品，以及三种药给我，她告诉我一种是止痒的，还有维生素和抗生素，她说抗生素吃完就不用再吃了，我也再三确定不是A酸后就开始服用，过了不久，我的皮肤真的有改善，也可以说是完全好了，拍照也容易上妆，那时候真的很开心，不过当药吃完后，我的恶梦就开始了……

第二位医生前前后后给我开了好多产品，都是她自家的产品，并没有说明书。

当我吃完她的药，悲剧就发生了，我的皮肤比以前更加的严重。

后来又去槟城找了超级有名的第三位医生，详细情况你也懂了，就是刚开始我说过的。

用了产品不到4天，脸就变成这样……

照片上不是很明显，不过事实上是非常严重，虽然痘痘都干掉了，不过整张脸却像烧伤(灼伤)一样地痛和热！又痒到不行。

面对这几次挫折，我不再吃任何一种药了，即使不是A酸我也不会吃。

(以上 直接撷取自Melody与ELSA的网络 对话＋传来的照片)

Melody虽说自己的脸是"烧焦"(灼伤)了，也许是初期擦抗痘药物的正常反应："脸部紧绷、干燥脱皮、刺痒"，可是若后续没有做好保湿的工作，脸上的不适感会更强烈。若对于药物不适应，可以转为单纯以保养品来护肤，循序渐进也会很有帮助。

你的脸为什么好不了？

ELSA观点

**擦药吃药，可以帮助你缓解棘手的现状，
但保养观念若没有及时建立，很难真正改善。**

不管去哪一家皮肤科，一定要问清楚医生开的药名及使用后的不良反应，如果诊所另外给你推荐保养品，也要问清楚使用步骤、适当的使用时间与次数，药跟保养品哪个应该先擦，要间隔多久。如果使用了比较刺激的药，前面的洗脸用品一定要更加温和，还必须要多做保湿。

Melody狠下心辞掉工作，因为她不想一直每天反复上妆、卸妆，很担心会让肌肤变得更加糟糕，另一方面也是为了要在年底当个漂亮的新娘，必须要好好地把皮肤弄好，所以她非常认真地控制饮食，也认真按照建议的方法进行保养。

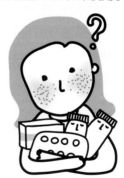

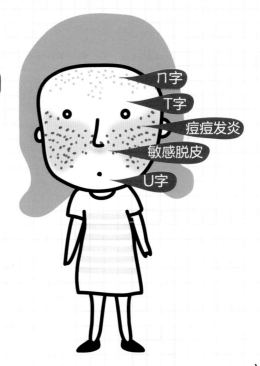

肌肤敏感泛红或者鼻子上有痘痘时，粉刺鼻贴、果酸、强力去角质、敷面膜等保养方式都要先避免。A酸等药物也不可以大量使用，只能局部点涂在患部。

ELSA建议Melody做的事

暂不拔粉刺

这个阶段不建议先处理鼻头粉刺，因为拔粉刺的任何产品用在这样红肿脱皮的肌肤上，很可能会让皮肤掀起，一定要等鼻子下缘的脱皮红肿范围减轻才可以执行。**黑头粉刺不拔掉不代表你不能暂时用其他的方法缓**

解现状，我们可以利用温和的洗面乳来每天认真洗脸两次，并且加强控油，也会有一些效果，至少不会越堆越夸张。

暂不用果酸类的保养品

我们都知道果酸换肤是可以帮助痘痘或粉刺快速得到治疗效果的，但是Melody的肌肤已经呈现过敏受伤的状态，这个阶段我们就先帮助她渐渐褪红，等肌肤健康一点再说。

暂不用布面膜、软膜或做脸

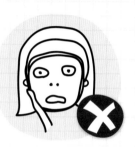

如果你因为脸上状态如此而进行做脸疗程，那就免不了会走到"敷面膜"这一关，可是美容院的面膜不是吸油的泥状物，就是硬掉之后像在脸上打了石膏的软膜粉，或者直接拿工厂提供的无纺布面膜敷在脸上，在成本控制之下，一般美容院很难提供昂贵的优质面膜；而软膜粉的刺激性是不小的，也不建议随意使用；湿布的面膜更是不可以用在红肿发炎的时期，万一引起湿疹就更难处理了；至于泥状的面膜，如果你的肌肤非常容易出油，是可以使用的，但若像Melody这样已经全脸都呈现干燥脱皮的现象，就千万不可以再用了。

以前ELSA自己是痘痘脸时也不敢随便擦乳液，误以为肌肤很油了怎么可以再擦什么保养品，于是选择早晚都敷湿布面膜，甚至会选用含有茶树精油的抗痘款式，一贴脸上碰到痘痘破皮的地方就非常刺痛，还要安慰自己这是正在杀菌，可是痘痘并没有因此而消失，后来才明白痘痘的成因很多，要先斩断当初会变成这样的主要因素，比如说：卸妆没有彻底执行、脸随便洗、保湿不当、肌肤代谢不良造成毛孔堵塞，盖一块湿布这样的保湿方法对痘痘肌肤而言可能会更加引起溃烂。

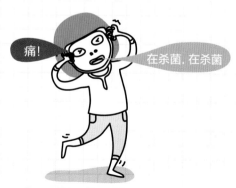

痛！

在杀菌，在杀菌

ELSA对Melody所提出的保养建议

(2013/4/5开始)

第一阶段 温柔洗脸、舒缓敏感现象、油水平衡

初期保养诀窍:

1.温柔洗脸

❶使用无皂碱纯氨基酸洗面乳。

❷用量是一般洗面乳的 1/5～1/3。

❸不可使用任何含有颗粒的去角质产品或者含有颗粒的洗面乳。

❹早晚各洗一次,洗完不可让肌肤自然干,要用面纸或是干净的干毛巾轻轻按压吸干。

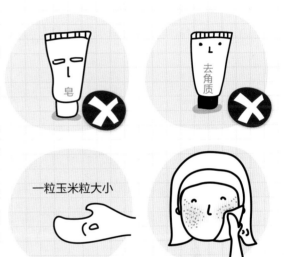

2.舒缓敏感现象

❶跟Angela一样,使用能收敛肌肤的安抚化妆水,敷在敏感泛红或痘痘上约15分钟。

❷全脸涂抹含有燕麦成分的柔敏精华。

❸在毛孔堵塞发红的区域涂抹含有Pam Extract(青柚籽萃取)之类的毛孔净化精华。

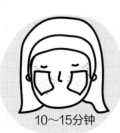

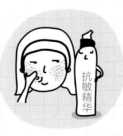

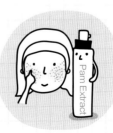

3.水油平衡

❶ **保湿**：早晚都擦含有多分子的玻尿酸精华液，不需要先用化妆水。

❷ **控油**：如果是T字比较容易出油的人，可以涂抹含有Silica Powder(吸油硅粉)的产品来吸取多余油脂，取代不断使用吸油面纸的麻烦。

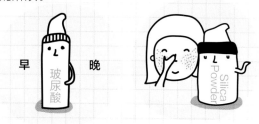

(2013/4/24开始，距离第一次正确保养已经来到第20天)

第二阶段　20天后，启动"毛孔深层清空"计划

　　顺利摆脱"豆花妹"称号之后，大概就会开始想要把那些凸起的"白头粉刺"也消灭，此时必须要有的心理准备："额头、两颊的白头粉刺，如果使用了一些含有杏仁酸成分的保养品，很可能会逐渐暴出来变成痘痘。"如果发生了，不要惊慌，因为每一颗"白头粉刺"里面已

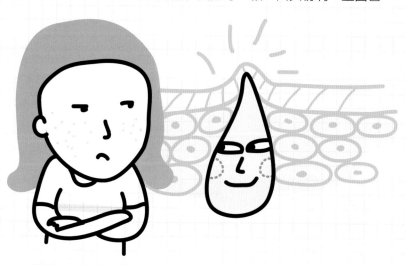

经有很多痘痘细菌，如果你现在不让它们排出来，未来还是一定会发生的，加强代谢的保养品只是帮忙更快将其排出，缩短整个好转的过程。可是有些人坚持："我不想要冒痘！""我不想要排出来的那种，我要让它直接消失！"但这真的很难完全控制。

耐心度过这一波的暴痘期

❶使用温和的复方杏仁酸或者其他含有溶解老废角质功效的保养品来让闭锁粉刺逐渐露出头来。Melody已经有抗战的决心与耐力去度过这个不舒服的阶段。

❷复方杏仁酸保养品晚上涂抹，白天不擦。

❸在这之前还是要先帮敏感肌肤打底，涂抹一些敏感肌肤专用的柔敏精华。

❹杏仁酸不建议使用标识为高浓度(超过5%就算高浓度)的款式，因为刺激性太大，并不适合这个阶段的Melody使用。

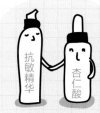

晚上使用

此阶段允许使用鼻膜拔除黑头粉刺

　　Melody这时候鼻子上面没有痘痘，所以ELSA建议她可以使用鼻贴类的产品，但不建议使用各种颜色鲜艳的鼻膜，因为Melody的肌肤比较敏感，牙膏状或有染色、添加香料的鼻膜，需要30分钟以上才会干掉，在鼻子上敷太久容易引起过敏或发痒的情况，还是使用纯天然的胶原蛋白粉末加几滴水做成的糨糊状鼻贴会好些，约2～5分钟干后就可以撕掉了。只是天然的胶原蛋白粉末难免有一些怪味道，必须要习惯一下。

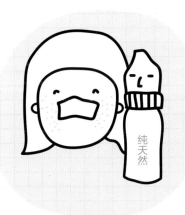

以下是关于拔粉刺的几个提醒：

❶粉刺拔了还是会长，但若做好毛孔收敛，注意日常清洁，每一次拔出都会越来越细小。

❷粉刺拔除的范围并非全脸，而是鼻头、鼻翼、下巴这三处为主。

❸白头粉刺因为没有开口，所以无法靠任何鼻贴或粉刺夹轻易除掉，应该以抹保养品加强代谢，自然排出为佳。

(此图为ELSA在Melody传来的照片上圈出保养重点)

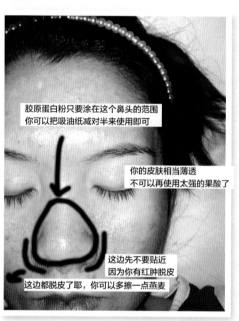

胶原蛋白粉只要涂在这个鼻头的范围
你可以把吸油纸减对半来使用即可

你的皮肤相当薄透
不可以再使用太强的果酸了

这边先不要贴近
因为你有红肿脱皮

这边都脱皮了耶，你可以多擦一点燕麦

(2013/5/20，接着就进入痕迹修复阶段)

第三阶段　　开始对付痕迹、毛孔粗大

❶复方杏仁酸持续使用(这个阶段还是不能使用超过5%的杏仁酸)，可以不断刺激皮肤胶原蛋白增生，让毛孔抚平一些。

❷可以使用含有Centella Asiatica Extract(雷公根)成分的修护霜涂抹在刚形成的受伤痕迹上。

❸注意日间防晒：只使用纯物理性的防晒霜，但晚上回家得好好卸妆。

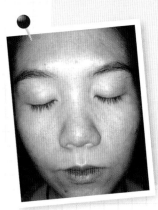

ELSA对Melody的短评：

靠网络沟通，一个半月，摆脱超级干痒泛红脱皮

2013年5月16日，我出差到马来西亚，Melody和未婚夫一起从家乡开车5个小时来找我，并且带了马来西亚的名产来，说自己的脸真的好多了。确实！当下见到面真的很惊讶，才短短一个半月的时间，肌肤光滑多了。闭锁粉刺还是有一些，但是已经让她心情大大好转，露出自信的笑容。只要能够有像这样她对于代谢白头粉刺的过程中难免会有痘痘暂时增多的心理准备，耐心度过，肌肤就会好转得更快了。

ELSA总结

青春期时，没人教保养

许多人的情形都和Melody一样，因为学校没有教你怎么保养，只告诉你要用功念书，不要在乎外表的美丑。不断灌输给你，脑子里面有料比外表长得怎么样都重要。这是没有错的，但是其实很多人的经验却都是因为脸上的痘痘太多，同学们就疏远你了，是不是？很惊讶吗？可惜这都是真的。

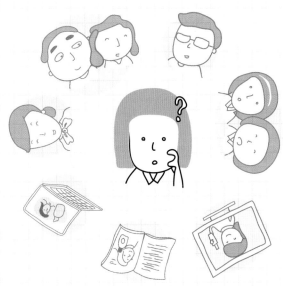

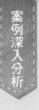

只要青春，不要痘

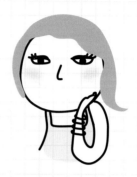

我们除了要顾好脑袋中的知识，当然也要把外表弄得干干净净。现在的女生很多从初中就开始化妆，粗粗的眼线配上美瞳，其实并不鼓励大家这么做。青春期是人生中唯一可以展露自然气息的时期，等你年纪越来越大，会发现不化妆好像变得很失礼的时候，你反而会怀念起不用化妆的日子。所以，首先就是不要在初中时期就想要开始在脸上涂抹太多化妆品(注意，是化妆品，不是叫你不要涂保养品)，这样可以减少肌肤的负担，因为你的零用钱可能很有限，或是家长不赞成你把钱花在化妆品上，以至于买了粉底，却没有钱买好一点的卸妆产品，堆久了自然粉刺痘痘就一直冒出来了，加上刚好正值青春期，能够幸运到没有半颗痘痘的人真的很少，何况又在脸上涂涂抹抹，堆积了这么多原本不属于你的遮盖物呢？青春期的妆，顶多擦个防晒隔离霜就可以了！

擦痘痘药干痒脱皮，要着重保湿

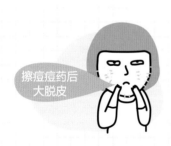

擦痘痘药后
大脱皮

如果你已经是成年人，肌肤没有像青春期的学生那么油腻，用含有药物的抗痘产品可能会明显脱皮，如果不得已一定要擦药，后续的保湿就一定要彻底执行。

ELSA以前也曾经擦过市售的痘痘软膏，脸上呈现一圈一圈的脱皮现象，上了妆后脸总是有毛边现象。后来才清楚痘痘是因为毛孔堵塞发炎，要先揪出自己做错了哪些保养，一个一个破解，并且让肌肤恢复健康，避免太刺激的保养方式，不用继续擦药一样可以让毛孔渐渐干净，痘痘也越来越平。

365天都是夏天，油水平衡格外重要

由于Melody居住在马来西亚，炎热而多雨，空气中的相对湿度非常大，所以流汗、毛孔出油是普遍出现的肌肤现象，除了早晚都要去除脸上多余的汗水、皮脂外，补水、控油、收敛毛孔也一样重要。补水并

非靠化妆水或者其他面膜类的产品，而是采用补充"玻尿酸"的方式进行。控油不是使用含有酒精的收敛化妆水，而是真正可收敛毛孔、抑制油脂过度分泌的精华液，例如市面上常见含有Zinc PCA毛孔控油成分的产品。

补妆前要先吸油，避免像面糊结块

在百货公司的洗手间里，常看见女生因为出油导致妆花掉了而进行补妆的动作，要特别提醒已经全脸发炎冒痘、粉刺很多的女生，绝对不要哪里出油就用大量的粉饼盖上去，如此不但会搞得像一块块面糊贴在脸上，粉感厚重，更会让毛孔立即堵塞，颗粒感非常明显，一点都不美观。况且粉饼盒里面的海绵已经多久没洗了呢？脏兮兮的颜色藏有非常大量的细菌，擦在痘痘上不断重复感染，这样是不会好的！一定要先使用吸油面纸或者一般的面纸按压出油的局部，再用刷子蘸取极少量的粉饼或蜜粉轻轻扫在脸上，这样才能呈现具有透明感的干净妆容。

保养小提醒

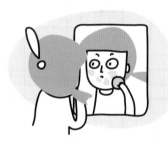

A酸或药物，有效但不能当保养品疯狂大量涂抹，不是医生给的更不能随便使用。

Notes

一位来中国台湾工作的内地女生因环境气候不适应而狂冒痘，朋友让她擦A酸，一开始改善很多，但她不清楚自己擦的是A酸，所以把它当保养品来擦，涂抹过量，最后脸部整个呈现暗红色块，变成永久性的敏感肤质，随时都是红着脸。劝她靠好好保养来恢复，她也是具有很强烈的抗拒心理，除了洗脸什么都不敢碰。她气愤地跟ELSA说："为什么给我药的人没说这是什么？为什么不告诉我只能擦多少的用量？"

如果你的肌肤出了状况，可别轻易的擦起别人送你的药，不是医生就无法告诉你正确的用量与用法，不管是药物还是保养品，使用之前不问清楚的话，委屈的就是自己的脸了。如果你跟Melody一样看过医生、拿了药，一定要先问清楚药物的不良反应、后续保养品要怎么搭配使用，才能让医生开的药发挥最大的功效！

是药！不是保养品

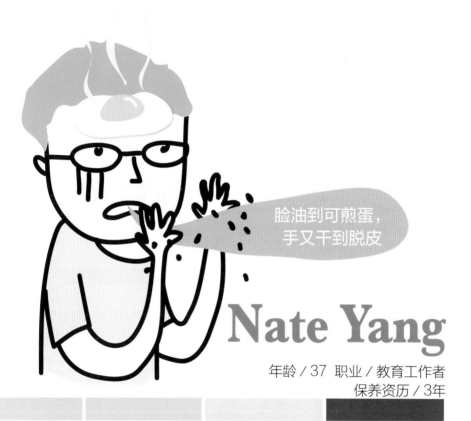

脸油到可煎蛋，
手又干到脱皮

Nate Yang

年龄／37 职业／教育工作者
保养资历／3年

Nate的皮肤又干又油，
原来都是清洁用品太强了

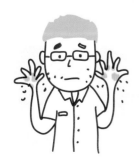

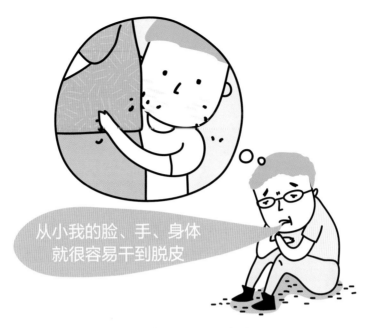

从小我的脸、手、身体
就很容易干到脱皮

手掌干裂、全身脱屑、脸却又油得夸张

"从小我的脸、手、身体就很容易干到脱皮。秋天，手会起一些水泡，医生说是湿疹，非常痒，到冬天会出现皲裂甚至出血，直到春天才好转。身上也会不断的掉一些白屑，妈妈会买很油的绵羊油给我擦，可是我擦几次就不想擦了。初中的时候更惨，手不断脱皮出血，因为我爸爸也是老师，所以学校老师都对我特别严格，天天打手心，记得那时英文考试只要低于85分，少一分就打一下，轮到我时，藤条一下来，上面都是血，把老师吓惨了。小时候喜欢打游戏机，别人的手都会长茧，我都不会，因为我过了一个冬天，手整个脱皮换肤了。"

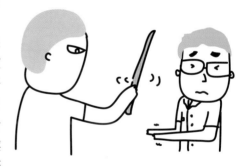

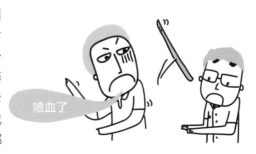

喷血了

从中学开始，原本的干性皮肤，忽然转变成又干又狂出油，脸油得可以把满满一整张吸油面纸都吸到变成透明的。大学时期和一群同学出游，女生还当着我面说："脸油成这样真的好恶心。"

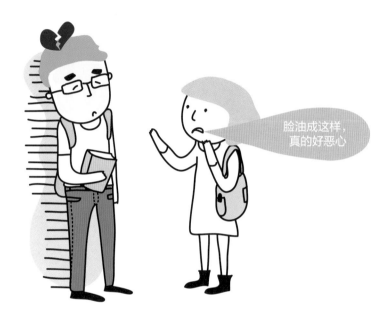

脸油成这样，真的好恶心

当时心里真的很不开心，不清楚该怎么办，顶多去买一个专门给男生用的洗面乳来洗，只要一出油，我就洗，心想，为什么洗完感觉好绷，可是没过多久马上又满脸都是油。而其他的保养品也不知道该怎么选怎么用，涂了会黏黏油油的都非常排斥。

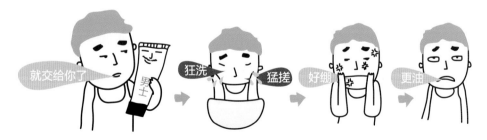

就交给你了　男士　狂洗　猛搓　好绷　更油

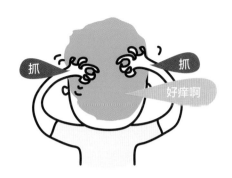

　　"除了脸上的问题，头皮也是一样，用了一般市面上的洗发水，洗完还是没多久就痒了，身上则是用一般的沐浴露，洗完总还是大脱屑，随便手指一划，就是一堆白屑。" Nate的心路历程可以说充满痛苦。

ELSA：
男生通常会抗拒保养，但若肌肤出现脱屑现象，还是必须要耐着性子，擦一点护手脚霜来保护已经受损的表皮，以免事态严重后，就非得看医生擦药了。

ELSA对Nate的保养建议

❶减少洗脸次数

❷练习擦清爽的玻尿酸保湿精华液，不需要选择太昂贵的

　　Nate的脸出油又脱皮，是因为清洁用品太强了，而且洗脸洗太多次了，皮脂膜遭受破坏，皮肤极度缺水，油自然越冒越多。于是帮他选择了一款温和无皂碱的纯氨基酸洗面乳，并限制一天洗脸不可以超过四次，慢慢的递减成两次。洗完脸后要马上擦上清爽的玻尿酸保湿精华液，不需要选择太昂贵的，或者附加太多其他功能的，只要单纯的保湿，就可以缓解过度出油的现象。如果还觉得不足，就额外增加一瓶清爽的乳液或者透明的冻胶来帮忙锁住水分。

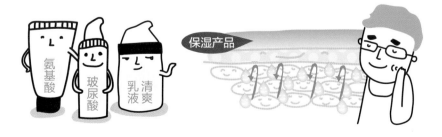

洗发水太滋润，头皮从没真正洗净过

洗头的部分，则选用"不含硅灵"的洗发水，让长久以来从没真正洗干净过的头皮获得彻底洁净的机会；沐浴露则选择含有天然保湿剂成分的氨基酸沐浴露，洗完澡之后，身上、手上都要擦护手脚霜，选用含有尿素、尿囊素以及洋甘菊萃取的产品，很快地，不只脸上不再疯狂出油，身上也不再脱屑了。

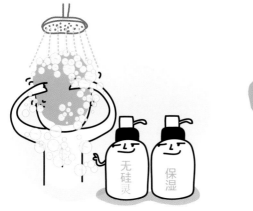
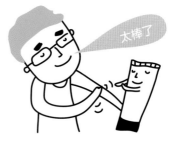

不为追求漂亮，但自身舒适感很重要

"所以我现在保养不是为了追求漂亮，而是要使自己清爽、舒适。"Nate对于适度保养可以获得清新的感受非常满意。有一次因为惯用的洗面乳缺货，他用了市面上宣称添加滋润的洗面乳洗脸，不但感觉洗不干净，连双手都闷到快要起疹子，笑说自己的手已经变成敏感测试机，好不好用他的手一摸就知道。

男生的保养问题，不一定都出现在脸上，
身上、头皮、手脚都可能需要加强保养

Nate的例子说明了身体保养与滋润度的重要性。

爱美的女生总是会特别注意手肘、膝盖的黑色素，甚至连指甲的边缘是不是有脏污都特别留心，可是男孩子就不一样了，臭男生嘛，谁在乎这些事情呢？如果你还抱持着这样的观念，肌肤还算健康的话，看似不保养也没关系；但如果你的情形和上面这位Nate先生一样的话，不保养，就等着被女生嫌弃！

洗头也是大学问，含硅灵的尽量避免，
否则头皮容易出油、冒痘，甚至毛囊萎缩、掉发

只要流汗，头皮就会跟着冒出大量的油，头发也会塌塌地贴在头皮上，接着就是散发异味，难道出油的速度一定要这么快吗？其实为此困扰的不只是男性，女生也是一样会遇到。

我们看看电视上的洗发水广告，大多数还停留在秀发可以像是坐滑梯一般的顺滑不纠缠，你可知道这样代表什么吗？代表这款洗发水极可能含有硅灵。

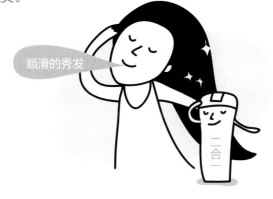

什么是硅灵(Dimethicone)呢？就是可以让毛鳞片的间隙被它填满，所以发丝会摸起来特别柔顺的"添加物"。可惜，这样的成分也可能在洗发的时候覆盖在头皮上，让你永远都洗不干净头皮，还可能会堵塞在毛囊中，连你的头皮也渐渐开始冒出红肿的痘痘。ELSA以前也常常使用标榜让头发滑顺的洗发水，洗的时候总觉得有一层无形的东西隔绝，搔不到头皮痒处，冲完水还是会痒，于是又会多洗好多次，但还是一样隔天就又痒了。去美容院洗头的时候还因为这种情况怀疑服务人员太随便，现在想想，说不定都是用到含硅灵的洗发水惹的祸。

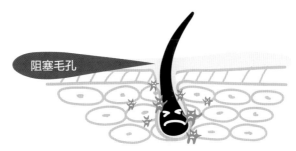

如果你发现自己每次洗完头，浴室地板上的掉发量越来越多，那你可要赶快检查一下自己买的洗发水是不是含有硅灵。现在越来越多的美发店改用无硅灵的洗发水，因为专业美发师可是相当在意头皮健康的！

洗完头发如果觉得发丝很干，那可能是一开始不习惯无硅灵的配方，只要涂抹一些护发素在发丝上再吹头发，就可以轻松解决了。护润产品不需要涂抹在头皮上，只需要抹在头发的中、尾段就好，这样才能避免头皮才刚洗好，就又被油脂给闷住了。

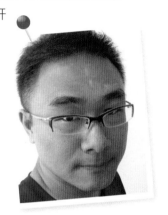

自从Nate使用了无硅灵的洗发水后，就不曾再回到从前那个永远洗不干净，头永远都在痒的日子了。

ELSA总结

头皮干净、头发蓬松，给人好印象

你是不是也积极采购脸部保养品，却不愿意花钱在头皮跟身体上呢？

大热天流汗之后，头皮容易出油，头顶散发恼人气味不以为意，也不想积极处理。这样的气味不但会让人家不敢靠近你，更会给人"总是脏兮兮"的印象，如果你是学生，可能要注意同学是不是和你交谈都保持距离，而在职场上，更是会让同事不想与你靠近，更别说上司会欣赏这种连自己的门面都不在乎的员工。天天洗头不但是应该的，而且也是一种礼貌。

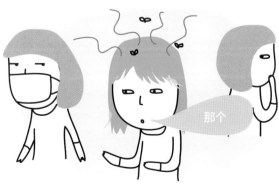

洗头要洗二次

根据专业美发师的建议，洗头之前可以先用温水将头发上的灰尘脏污冲洗30秒，并且让头发完全浸湿，冉将洗发水抹在头发上。第一遍先将头发整体清干净，此时头皮头发都还很油腻，所以洗发水的泡沫可能比较少些，接着用清水冲掉。然后再用洗发水洗第二次，第二次的洗发水量就不需要像第一次那么多了，主要针对

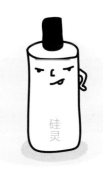

头皮进行仔细且全面地清洗，第二遍你可能会发现洗发水变得比较容易起泡，这是因为你的头皮已经没有那么油了。请注意洗发水是必须要彻底冲洗干净的，不要随便冲一下就以为搞定。因为市面上的洗发水大多含有硅灵成分，容易堵塞毛囊引起脱发，就算冲很多次也不见得干净，更别说随便冲两下。如果你习惯到发廊洗头，也要注意所使用的洗发水是否含有硅灵，冲水的次数也要特别要求，别因为客气不敢告诉美发助理。

再次强调洗润分开，不要洗润护合一

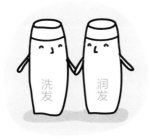

洗发水的目的是清洁头皮，但若添加了润发与护发的成分，反倒会降低洗净力，不断堆叠更多的硅灵或油腻的成分在头皮上，时间久了也容易让头皮的肌肤因为清洁不足而红肿或冒出痘痘，更严重一点就是掉发。所以，请务必要把洗发、润发分开处理，而且润发产品也一定要注意别涂抹到头皮上。

运动流汗后，即使不方便洗脸，也要用水尽量抹去脸上的汗水，或事先准备好清洁型的化妆水，倒在化妆棉上擦擦脸，保持毛孔清爽

先前ELSA遇到的Case是一位年轻的女孩，长痘痘的历史已经超过10年了，一开始ELSA完全找不出原因，最后在闲聊当中，终于真相大白：这一切都和她的最大嗜好——"喜欢登山"有关。她说因为每次在爬山的过程中，都不一定可以找到清水洗脸，所以常常流汗之后都没

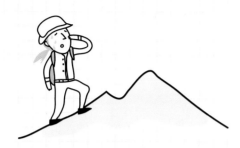

洗，但是因为汗水会助长细菌在脸上快速成长与蔓延，所以痘痘问题就会越来越严重！

延伸案例：

脸部大脱屑，妈妈说她走过的地方都像在下雪

2012年4月，有个女生Grace，脸、脖子大脱屑＋红肿，妈妈说她所经之处一定要拿扫把扫干净，满地的皮屑让她以为自己得了干癣。我当时询问了她的洗脸用品之后，直接请她停用肥皂，改用不含皂碱的氨基酸洗面乳，她因为长期缺乏滋润，保护膜(皮脂膜)也同样被碱性的洗剂破坏得很彻底，所以擦了玻尿酸之后，发现Grace的大脱屑范围只发生在颈部和脸部， 脖子甚至肿到连回头都有像被东西卡住的感觉，但

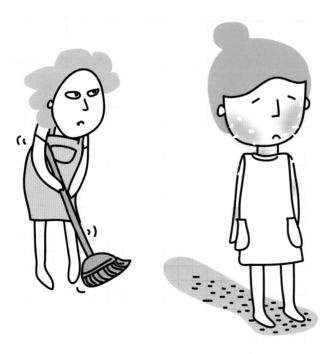

是肩膀以下并没有过敏红肿的现象，加上除了洗脸洗澡之外，并没有擦任何保养品，表示极有可能是洗脸用品造成的影响，就把护于脚霜直接当面霜抹在颈部，不到两周，这个原本必须要使用类固醇药物来对抗肌肤问题的女生竟然不掉屑了。原来，换掉刺激性过强的碱性洗面乳或肥皂，并且加强肌肤的保湿与滋润，可以获得这么大的转变。

我们该如何判断洗面乳是碱性、中性还是弱酸性呢

　　很简单，中性与弱酸性算是卖点优势，厂商不会舍不得印在瓶子上宣传的！如果没有特别标识，几乎都可猜到是碱性的。

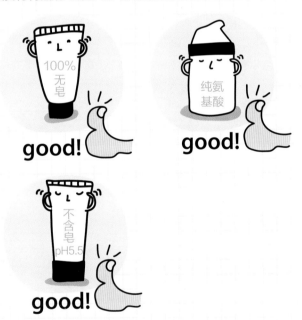

> 　　身体保养与脸部一样重要，可别只花钱在脸蛋上，抱着反正衣服会遮住的心态而轻视，但毕竟夏天还是会露出腿、手臂、背部，尤其穿背心时万一被发现胸口很多痘痘、痘疤就有碍美观了！如果不想买太多保养品，也可以试着把脸部专用的擦在身上。一个原则就是：脸用的，可以擦身上，身体专用的，不要擦在脸上。
>
> ELSA观点

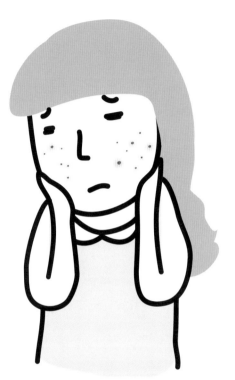

Elle

年龄 / 23　职业 / 客服主管
保养资历 / 2年

突如其来的一颗大红痘，
让皮肤向来很好的女生
几乎崩溃

Elle高中之前都是住在中国台湾的云林或嘉义，拥有白净的肤质。

考上台北的大学之后就在外租房，房间唯一的窗户是对着走廊的，加上同楼层的室友习惯抽烟，烟味总是会飘到Elle的房间里头，所以Elle大部分时间是关着窗户的。长期空气不流通、室内湿气重的情况下，原本的好皮肤也开始出现变化。

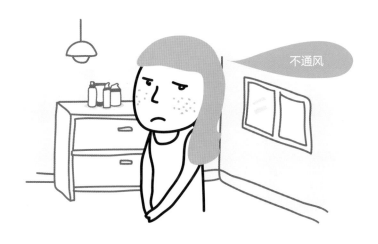

"一开始只有一颗大红痘在脸颊上，接着蔓延到整个脸颊。我就上网买了喷雾化妆水、宣称可以抗痘的晚安面膜，以及BB霜来擦，可是情况并没有好转。"

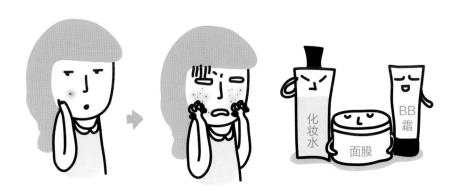

想要遮掩，整天都带着口罩，痘痘更恶化

"我从来不长痘痘的，想不到才上大学，这就足以让我崩溃了！而且会引起旁人的过度关心，也有人送我抗痘洗面乳。所以为了不让别人发现，我走到哪里都会戴着口罩，只有吃东西时才会拿下来，不然就是一定要化妆，粉涂得很厚。"

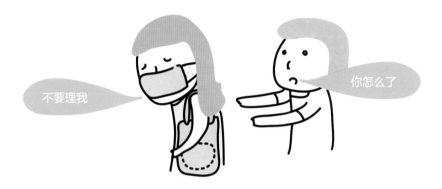

为了省钱又方便，采取洗卸两用＋只擦化妆水

"当时不知道洗卸两用的产品可能会洗不干净也卸不干净，就一直用这样的方式卸妆，而且为了求干净，我会用很大的量，结果导致全脸脱皮，也冒了更多的痘痘，非常沮丧泄气。直到朋友说我的脸都快烂了，我才去看皮肤科，前后大概跑了十几趟诊所，才让我的脸逐渐稳定，大痘痘也消了。"

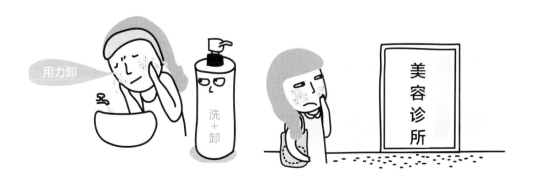

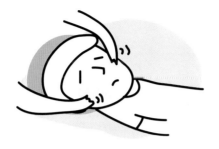

"当时对保养有点兴趣，所以就报名考美容师，准备考试期间跟同学互相练习，因为不适应同学使用的卸妆按摩产品，脸上又开始冒出不少小疹子和痘痘，恶梦又开始了。"

你的脸为什么好不了？

没有上妆、素颜走在街上好像没穿衣服一样，所以越来越多女生喜欢没事戴着口罩，这样其实对脸上的痘痘一点帮助都没有，多让肌肤能够透气会更恰当，没事别让口罩给闷出大烂痘来了！

ELSA对Elle的个案分析：

❶ 洗卸两用，洗不干净，也卸不干净。
❷ 化妆水无法真正保湿，敏感肌肤喷多会更干。
❸ 居住环境不通风，闷热潮湿细菌容易滋生。

洗脸、卸妆必须分开处理

　　卸妆与洗脸的产品所添加的成分是不同的，卸妆产品必须含有比较高的油脂，才能够溶出粉底、隔离霜，而洗面乳则是力求清洁清爽无负担，把过多的油垢去除，如果硬要凑合变成一罐，很可能变成洗不干净也卸不干净，所以我们一定要先卸眼妆、全脸妆，最后才是洗脸。Elle一方面喜欢用洗卸两用，另一方面又觉得不够干净，一定要用多一点，就会演变成过度磨损肌肤、脱皮、干燥、起疹子，肌肤的防护层丧失，代谢失常，痘痘细菌也会比较容易入侵了。

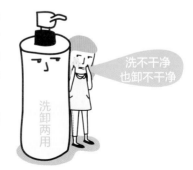

洗不干净也卸不干净

洗卸两用

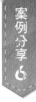

化妆水的本身不是问题，但只用化妆水做保湿就是问题

　　Elle因为脱皮的现象，开始采购喷雾化妆水做保湿，随时随地放在包包里面，想到就喷一下，感觉上看似肌肤没有脱皮了，但是等到水分蒸发之后，脸又出现了白屑，难道要永无止境喷下去吗？**其实喷太多，才是肌肤更干燥、敏感、起小疹子的主要原因。**

　　化妆水主要能提供的功能是软化角质，既非补水，更不能锁水，所以如果在化妆水之后没有适当补水＋锁水的话，化妆水反而会造成肌肤水分散失得更快，使肌肤变得更干燥。

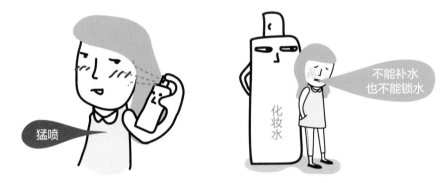

肌肤好转，保养就可以越简单(洗面乳＋玻尿酸就足够)

　　Elle说当初被ELSA反问到为什么要喷化妆水，而且觉得没效果还是一直用，Elle竟然答不出来，才猛然惊觉自己的保养习惯有很大的漏洞，于是决定好好静下心来学习正确的保养知识，并重新选择通风良好的居住环境。毕竟肌肤不好，对女生来说是相当影响自信心的事情。经过两个月的认真保养，温和洗脸、舍弃喷雾化妆水、改用单纯的玻尿酸、清爽的乳液，加上刻意不化妆，除非工作或骑车不得已，不再长时

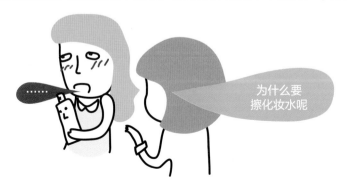

间戴口罩，脸上的闭锁粉刺、小疹子也连带的不药而愈，现在的Elle已把保养简化到卸妆、洗脸、玻尿酸而已，顶多在较干燥时再多加个清爽乳液就行了。

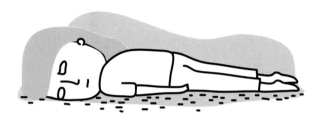

心境调适，肌肤也会变健康

就读法律系的庞大课业压力，加上必须打工赚钱支付房租学费的负担，以及与同侪相处的压力汇聚在一起，造成情绪紧张，肌肤就会好得比较慢。Elle当时也因为和同学之间有些小误会而影响心情，对个性敏锐又认真的女生来说，别人的批评总是让自己特别难过，倾向于不断分析自己哪里做错了，每天处于极度紧张的状态。

心情紧绷对肌肤状态绝对有影响，若是因此造成内分泌失调，更有可能引发重大的肌肤问题，所以适时地释放压力，让自己的心情放松，是非常重要的。

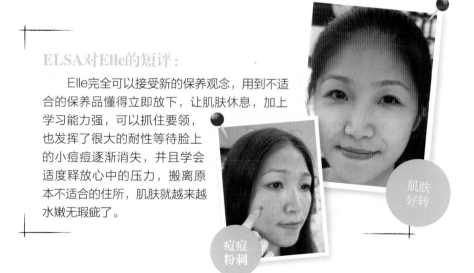

ELSA对Elle的短评：

Elle完全可以接受新的保养观念，用到不适合的保养品懂得立即放下，让肌肤休息，加上学习能力强，可以抓住要领，也发挥了很大的耐性等待脸上的小痘痘逐渐消失，并且学会适度释放心中的压力，搬离原本不适合的住所，肌肤就越来越水嫩无瑕疵了。

痘痘粉刺

肌肤好转

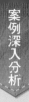
保养小提醒

湿毛巾擦脸，细菌滋生不OK

你应该有这样的经验：湿毛巾搭在浴室就算干了，拿来擦脸还是觉得臭臭的！这是因为毛巾上面已经附着了很多的细菌，且在潮湿的环境里大量滋生，痘痘、敏感肌肤若天天拿来擦脸的话，问题一定会更多。

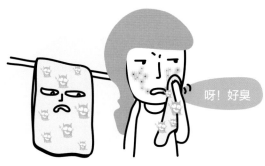

呀！好臭

解决方法

可以到大卖场买一整打小方巾，回家后先经过洗、脱、烘的程序后，放在浴室备用。每天洗完脸后，都使用烘干过的干净毛巾来擦脸，使用过后就先丢到篓子里，避免重复使用，累积到一定的量就可以再丢进洗衣机里去洗、脱、烘。"烘"这个步骤非常重要，一定要执行，才能确保杀菌效果。如果不方便进行洗、脱、烘的处理，也可以使用抛弃式的纸毛巾或是面纸取代。

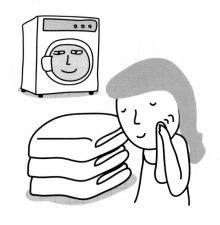

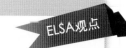

回家最好立刻卸妆、洗脸，
不要等到睡前才执行

虽然保养很重要，但是也要放轻松，避免钻牛角尖。因为情绪起伏，心情沮丧，也很容易引起肌肤问题。

有些人很急着要变好而相当慎重仔细，例如："如果我刚回到家是晚上7点而已，我是不是可以撑到睡觉前才卸妆、洗脸、洗澡呢？因为我担心太早进行保养，这中间万一我去阳台晒个衣服灰尘弄到脸上怎么办？万一我在家里又流汗了怎么办？"

由于防晒隔离霜、彩妆都是属于肌肤原本没有的物质，而且含有不少油脂成分，如果贴在肌肤上时间过长容易闷出粉刺痘痘。所以，不管你多早回到家，最好快点进到浴室卸妆、洗脸，让脸上的污垢移除、毛孔畅通。如果到睡前还有3～4个小时以上怎么办？答案是，如果没有流汗，就不要再用洗面乳洗脸了，所有的保养也不需要重新做一次。

"那如果我保养完成，洗澡洗头的时候又把脸弄脏了怎么办呢？"

其实当那些保养品涂抹完成，已经不是"停留"在肌肤表层，而是吸收到肌肤里面去了。所以并不会因为你不小心抹掉就完全失效，但如果你洗澡洗头的时候会让洗发水流到脸上，只要再用清水洗把脸，再多抹一次保湿产品就可以了，其他抗痘、抗粉刺等等的精华液就不需要再二次涂抹。

如果回到家一直到睡前中间仍有运动流汗，是可以再次使用洗面乳洗脸的，洗后也只要涂抹一些保湿的玻尿酸就可以了。**非常不建议为了只完成一次而硬撑到睡前才卸妆。**

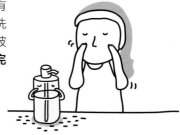

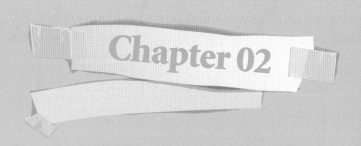

我的脸
为什么好不了?

一起检查10大错误,
彻底改变吧!

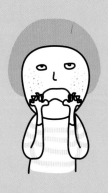

看完了前面几个真实案例，相信你已经默默地在回想自己是不是也有类似的情形了，有保养是一回事，做对保养更是关键，不知道大家有没有发现，有时候一路从开始买保养品起，擦了一堆东西，却好像皮肤越擦越糟糕？很可能是因为保养品品质不良、买到不适合自己的、甚至用法错误。

在此篇，我们就来探讨保养品实际使用时常会遇到的问题，减少错误用法及观念，迈向健康美肌。

一起来做个小测验，看看自己错多少？

如果你犯了其中任何一个错误，很可能就是脸上状况反复出现的主要原因，赶快翻开下一页进行了解吧！

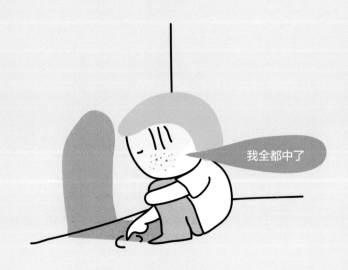

我全都中了

脸好不了，总是有原因的！

- 1.仗着年轻或天生丽质，小看保养的威力。

- 2.脸都脱皮了，还一直用肥皂洗脸。

- 3.你的保养永远都只有化妆水＋乳液。

- 4.把护肤的责任丢给美容师。

- 5.保养品快见底懒得买，越用越省。

- 6.讲求速效："给我最强的，多贵都没关系！"

- 7.捡便宜，不管品质。

- 8.脸色暗淡，以为敷面膜就可以解决一切。

- 9.没卸妆就洗脸？99.9%会长粉刺。

- 10.当个聪明的发问者吧！问对问题，保养有效率。

仗着年轻或天生丽质，小看保养的威力

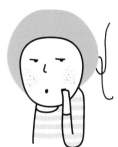

我同学的皮肤真的好到都看不到毛孔，而且她说自己就只有洗脸，没有做什么特殊的保养。

听到这样的形容真是让人好生羡慕。可是你知道吗？打从你出生开始，我们就一路迈向成熟、老化，现在看起来没问题，不代表未来不会出现问题。

所以，保养的目的，也就是为了"延缓肌肤老化"，并且"预防"各种问题产生。 例如干燥细纹、过度出油、毛孔堵塞、粉刺痘痘，这些都是可以靠正确且很基本的保养，减缓问题的严重性或是推迟问题发生的时间，让肤况维持在令人满意的正常状态。

有的女生在选择正确的保养之后，第一次起床看到自己的脸上是有光泽的。有一位男生Eric也是如此，说自己从来不知道保养的威力这么大，去健身房远远的看见镜子里自己的脸竟然会皮肤好得发亮，保养得宜，自信度提高，人际关系也会越来越好。

到底怎样的情况代表我们该保养了呢？
如果你有下列的情形，就不能继续拖延下去！

Check List

暗示你该重视保养的警示：

☐ 😣 清晨起床，用清水洗脸之后，脸上还是摸起来油腻。

☐ 😫 一卸妆就发现脸色很差，看起来偏暗、黑眼圈明显、全脸无光泽。

☐ 😟 斑点浮现，晒后更加明显。

☐ 😧 脸上出现一块一块泛红。

☐ 😩 人缘不够好，甚至严重到大家都对你退避三舍？

☐ 😣 关注工作与家庭，猛然照镜子发现自己的脸，其实很糟糕，不够爱自己。

☐ 😖 My God！一笑，眼角、嘴角粉底裂开，蹦出几条明显的细缝。

☐ 😞 痘痘一直冒，停药就复发。

☐ 😞 脸上花花的，痘痕、凹洞放着不管。

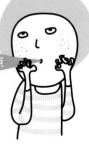

Wow~我有好几点

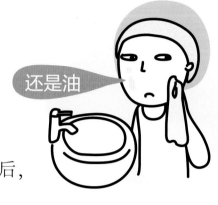

还是油

状况1

清晨起床，清水洗脸之后，脸上还是摸起来油腻。

代表你的肌肤出油量不是光靠清水就可以洗得干净的，选择一支温和的洗面乳是开启保养的第一个重要的步骤，也是所有肌肤保养的最基本功夫。

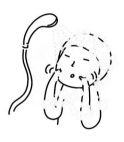

有的人会选择在洗澡的时候顺便用沐浴露或者洗发水洗脸，长期这样是有可能伤害肌肤的，因为大多数的沐浴用品都属于清洁力较强的款式，且淋浴的热水会过度刮除脸上的油脂及保护膜，比一般的洗面乳更容易引起肌肤干燥紧绷等后续问题。

如果你经常有洗完脸或者洗完澡之后，脸上、身上肌肤干痒的情况的话，就必须要尽快更换沐浴露，并且最好避免水温过热，也可能要在洗脸或洗澡后，使用乳液来滋润你的肌肤了。

如果肌肤快速出油，外出前可以使用含有Silica Powder(吸油硅粉)的产品涂抹T字或全脸，它就像隐形吸油面纸一样，能让肌肤维持好几个小时的清爽。

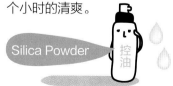

Silica Powder

控油

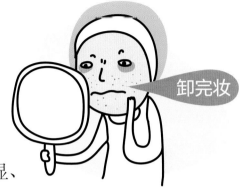

卸完妆

状况2

一卸妆就发现脸色很差，
看起来偏暗、黑眼圈明显、
全脸无光泽。

　　卸妆是许多女生的恶梦，当你皮肤好的时候，甚至素颜上街都不觉得有什么，可是状况差的时候，有些女生甚至会害怕在朋友面前卸妆，因为一旦卸了妆，黑眼圈、痘疤都会跑出来见人了！所以宁可12小时都顶着厚重的妆，连下楼去便利商店买东西都必须要化个全妆。

> 如果你也不喜欢面对镜子里的脸，那表示你的肌肤真的该好好保养了，只要肌肤状况越来越好，粉底就可以越擦越少！

　　还有，你得检查自己的卸妆产品是否真的能彻底溶解彩妆，避免残留。

　　脸色差，也可能是因为脸上油光密布却没有及时洗净，且老废角质堆积得太厚，也没有做好防晒的工作，让肌肤一天天晒黑暗沉了。更有可能的原因是你的肌肤水分散失太快，使得肌肤失去光泽与弹性，肌肤越是缺水，越容易像干枯的黄叶毫无生气。这样的肌肤状况，是非保养不可的了。

明亮肤色的方法：

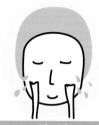

清 洁

首先得做好的就是清洁，只要立即使用温和的洗面乳洗把脸，肤色就会变得干净白皙。

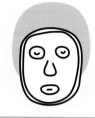

美白面膜

敷片保湿美白面膜也能获得立即改变，但是持续力可能不到一个小时就消失了。

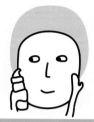

保 湿

加强保湿可减缓油脂过度分泌。例如使用含有Sodium Hyaluro-nate(玻尿酸钠)高分子量的玻尿酸钠能吸附大量水分，在肌肤的表皮可形成一层保护膜，增加肌肤含水量、防止水分散失、维持弹性、使肌肤柔软如丝般平滑水嫩的感觉。

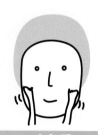

去角质

固定去角质，避免使用搓出屑屑的款式，正确的去角质后脸部肌肤会马上亮起来。

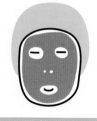

泥状面膜

若敷的是含有苹果酸的泥状面膜，可以温和的软化角质，或者直接使用含有球状微粒的洗面乳来温和去除老废角质与污垢，也是很好的方式之一。

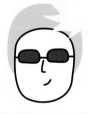

防 晒

白天出门前必须做好防晒，预防胜于治疗，做好防晒可以避免很多肌肤问题，绝对要重视。

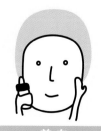

美 白

每天晚上使用美白产品也可以让皮肤变亮。

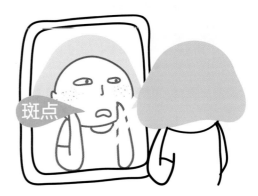

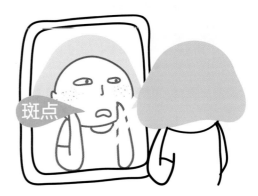状况**3**

斑点

斑点浮现，
晒后更加明显。

　　有些斑点的发生原因是体质遗传，所以可以先检查一下，若家中长辈的斑点不少，那么你也很有可能会遗传成为容易长斑的肤质。建议可以每天晚上使用含美白成分的保养品来阻断黑色素形成，例如：

O-Ethyl Ascorbic Acid(乙基维生素C)具有抗氧化、美白效果，可以预防斑点形成。

Mandelic Acid(杏仁酸)是一种优秀的换肤成分，也是目前医疗美容最流行的一种换肤方式，属亲脂性果酸，容易渗透角质，促进角质更新，除了让肌肤变得光滑明亮之外，也很适合痘痘或粉刺、松弛老化的肌肤使用。

Tranexamic Acid(传明酸)的美白机制是同时且迅速地抑制酪氨酸酶和黑色素细胞的活性，并且防止黑色素聚集，能阻断因紫外线照射而形成黑色素恶化的途径，预防黑斑、雀斑产生。

Glycerin (and) Hexylresorcinol (and) Capric Acid (and) Caprylic Acid (and) PEG400 (and) Caproic Acid 帮助减少黑色素。

Glycyrrhetinic Acid(甘草酸)具有美白、舒缓肌肤的功效。如果你一整天都在户外，晒得肌肤红通通的，绝对不能拖到几天之后才开始修复，此时就可以擦上一些含有甘草酸的保养品，让照射紫外线之后累积的伤害降到最低。

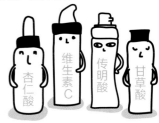

斑点总是让一些女生的脸看起来花花的、脏脏的，如果想要激光治疗，也必须要直接请教专业医师，避免只跟美容师或柜台服务人员讨论就直接执行。激光治疗之后的保养品也需避免刺激性高的成分，更要注重防晒，但请记得一定要避免使用化学性防晒。

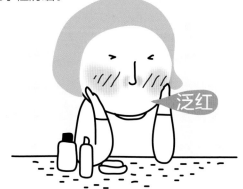

状况4

脸上出现一块一块泛红

这可能出现在眉毛的上缘、鼻子两侧、两颊、脖子等处，代表你的脸可能正处于过敏的状态，这时你得开始注意自己的洗脸用品是否选择了太刺激的款式，肌肤的保护膜(皮脂膜)被过度去除，甚至已经开始有脱屑、红肿干痒、不断冒痘的情况。

肌肤敏感时，可以先去看皮肤科，请医师帮忙判断敏感的起因，如果是擦痘痘药物所引起的，可以问医生有无其他的替代方案，而保养品方面暂时停止使用含有大量酒精的产品。

简单的温和洗净＋修护敏感＋加强补水＋防晒是非常重要的好转关键！

泛红肌肤的保养方法：

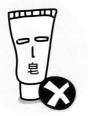

❶避免使用香皂或碱性的洗面乳洗脸。

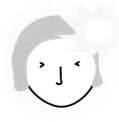

❹尽量不要使用化学性的防晒产品。

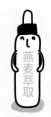

❼可以使用含有燕麦萃取物(Beta-Glucan)等成分的保养品，不仅可以加强修护，还能增强肌肤抵抗外界刺激的防御力，使肌肤变得越来越健康。

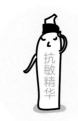

❷可尝试擦一些抗敏感精华液，长期使用可以让肌肤恢复到不容易敏感的中性肌肤。

❺避免使用搓出屑屑的去角质产品。

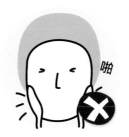

❻擦保养品时尽量以温和涂抹的方式进行，不要用力拍打脸部。

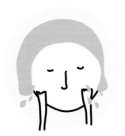

❸避免洗脸水过热。

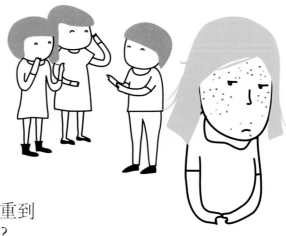

状况5

人缘不够好，甚至严重到
大家都对你退避三舍？

这也是一个很重要的提醒，每天检查自己是否太不修边幅了，对于脸上的红肿痘痘或满脸油光一点也不在意，头发也油腻地贴在头皮上，全身上下汗味明显，服装仪容也过于草率邋遢。一个人出门在外是否有人缘，与你的外表是否整齐清洁有绝对直接的关系，就像没有人会喜欢和一开口就口内气味逼人的人交谈太久的。

如果大家都疏远你，我们真的应该要好好检讨一下自己发生了什么事情。**看看周围那些在意自己形象的朋友是如何进行清洁保养工作的。**

以往保养被归类为女生才需要做的事，但现在这种观念已经非常落伍了，市面上出现许多男性专属的保养品、甚至是底妆类产品(例如男性防晒隔离霜、BB霜)，越来越多的男生也会三五成群一起采购保养品。

就算你不好意思开口问他们到底在哪里保养的，也可以自己上网找资料，选择网购也是不错的途径。当你的肌肤呈现干净、没有太多瑕疵的时候，你大可以花更少的时间去化妆遮掩，全身散发自然洁净的气息，会更加讨人喜欢。

建议你可以这样做：

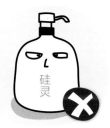

❶每天使用不含硅灵的洗发水洗头，尤其是每天使用头发造型者。

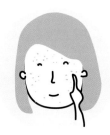

❷认真处理痘痘粉刺。

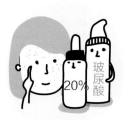

❸逐渐淡化残留的痘疤及肤色不均匀。

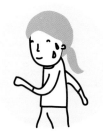

❹运动过后应更换干净衣服，避免汗水湿透的衣服贴在身体上，而引起肌肤问题。

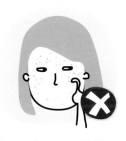

❺要避免没洗手就摸脸的习惯。

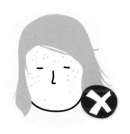

❻注意发型：避免油腻发丝遮蔽额头或两颊。

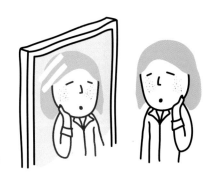

状况6

关注工作与家庭，
猛然照镜子发现自己的脸
其实很糟糕，不够爱自己。

工作忙碌的人经常会说："**我连洗脸都没空了，要怎么擦这些瓶瓶罐罐呢？**"

或许你搞错了，擦保养品根本不会花费你太多时间，重要的是要先剔除不需要的步骤：例如直接使用保湿精华液取代化妆水，就可以少擦一罐。保养品涂抹的技巧是需要学习的，一旦养成习惯熟能生巧，即使你的脸上有很多痘痘需要特别加强护理，也可以在2、3分钟之内就完成整套基础保养并且完整吸收的。

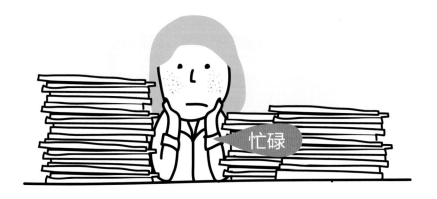

忙碌

我们可以怎么做?

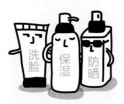 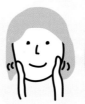

❶每天早上简化保养程序：洗脸＋保湿＋防晒。

❷晚间可以抽出5分钟进行比较进阶的保养：去角质／敷脸／拔粉刺。

 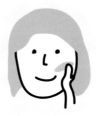

❸喝水也是必要的保养，有些工作因为不方便一直跑厕所，索性拒绝喝水，不但不健康，肌肤也很难彻底好转。有些人觉得水没有味道很难喝，建议可以滴一些新鲜的柠檬汁增加风味，或者喝蜂蜜水也是不错的选择。

❹如果没有空，日间外出的底妆可以直接简化为含有润色效果的防晒隔离霜，均匀涂抹之后，就不需要再多涂粉底了。

状况7

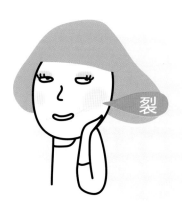

My God!
一笑，眼角、嘴角粉底裂开
蹦出几条明显的细缝。

解法：

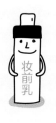

❶妆前保养不可忽略，整天超过8小时长时间上妆，却忽视了妆前保养，起床洗完脸就糊里糊涂往脸上开始涂抹粉底、粉饼，干燥缺水之后只要做点表情就会产生裂缝，就算抹掉斑驳的粉痕，也能看到明显的细纹，所以妆前我们可以擦一点清爽的乳液来增强保湿，并且加强粉底的延展性。

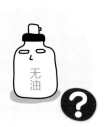

❷追求Oil Free(无油)，实际上却是用了其他人工合成的油脂来取代，这样对肌肤来说是更大的负担，且许多保养品如果毫无任何一点油脂是比较难真正进入肌肤里面发挥功效的。适度的"妆前保养"包括了补充肌肤水分与滋润度，控制油脂分泌，这样能够让毛孔变得不明显，能让粉底更服帖。

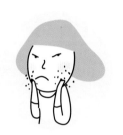

❸妆前擦冻胶状的产品可能要降低使用量，以免这些有"厚度"的保养品在碰到粉状物质之后会产生起屑反应。

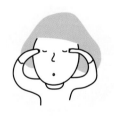

❹鱼尾纹、法令纹逐渐明显：如果你的年龄已经超过25岁，就必须要认真面对"对抗老化"这件事。使用少许清爽的眼霜不但可以预防细纹提早发生，还可以涂抹少量于法令纹处，如果你的肌肤已经明显有老化现象，可以用含有TocopHeryl Acetate(维生素E)的产品，帮助延缓老化。

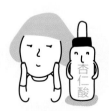

❺两颊过于干燥会让粉妆在脸上无法服帖持久，而明显的毛孔更是容易让粉卡在毛孔的洞内，如果你已经有这样的困扰，就赶紧擦一些可以促进胶原蛋白增生的保养品(例如杏仁酸成分) 让毛孔逐渐恢复细致。

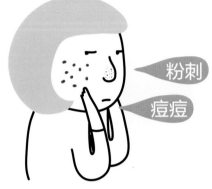

粉刺

痘痘

状况8

痘痘一直冒，停药就复发。

虽然导致粉刺痘痘的原因很可能和生理期、青春期、体内因素有关，但由于粉刺痘痘内含有不少细菌，若不提早解决，后续将很可能蔓延而演变成无法收拾的局面。偶尔1、2颗生理痘还可以忍受，若超过5、6颗以上，就一定要特别做抗菌消炎的处理，这种时候光洗脸已经无法帮你完全解决问题了，除了找医生治疗之外，也必须要重新建立正确的保养观念，不要用任何工具去挤压正在发炎的痘痘，尽量让肌肤保持清爽，避免上太厚重的底妆，卸妆也得要更加仔细。粉刺痘痘的护理我们会在其他篇章特别说明。

痘痘的前身为含有大量细菌的闭锁粉刺，有时候粉刺会埋在肌肤内好几个月才转变成痘痘。

粉刺痘痘如果经过不当地挤压，会扩大发炎的范围，并且留下难以弥补的凹洞。除了擦药解决，也必须要从日常生活的卫生习惯做起，经常更换干净的毛巾、枕布，不要让头发盖住两颊，饮食清淡些，避免油炸食物，都可以让你好得更快。

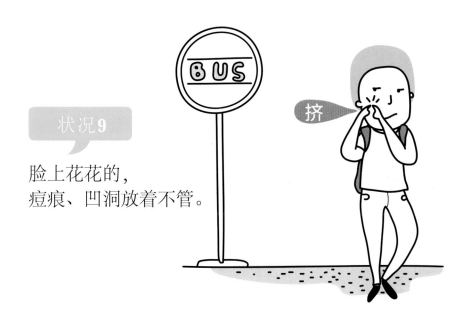

状况9

脸上花花的，
痘痕、凹洞放着不管。

这种时候你得告诉自己：**停止继续针挑、手挤了！**

尽快使用含有可以刺激胶原蛋白再生的保养品，看能不能多少修补一点回来，否则等到全脸都是坑洞后才要救，代价再高也无法恢复原本100%平滑完美的状态了。如果你想要快点变漂亮，就不要再当个懒人，每天只要花个几分钟，就能永葆青春喔！

如果想要快速摆脱这些瑕疵，也可以选择医疗美容的激光疗程，会比擦保养品来得快速。但请一定要慎选合法的诊所及医生，切勿找一般美容师来执行或是根本没有见到医生的面就由咨询师帮你操作仪器，否则风险是非常大的。而且医疗美容术后仍需要多吸收正确保养观念，才能够让一次的疗程效果延续更久。

脸都脱皮了，
还一直用肥皂洗脸

洗后感，帮助判断是否正确洗脸

洗脸大家都会，也是每天都在做的事情，但你正确洗脸了吗？让我们从最明显的"洗后感"来切入吧！

如果每天洗完脸都感觉非常紧绷干燥甚至脱皮的话，保养品擦再多都没有用。洗后应该要感觉不紧绷、不粗糙、不脱皮、不油腻，脸迅速变软嫩且不会太快又出油，这样就代表你选择了一款还不错的洗面乳，洗净的方式也恰到好处。如果无法判断，那就试试看洗完脸之后，3分钟之内不要擦任何保养品，如果只感觉到非常细微干燥甚至感觉不出来，那就算是在可以接受的范围之内。

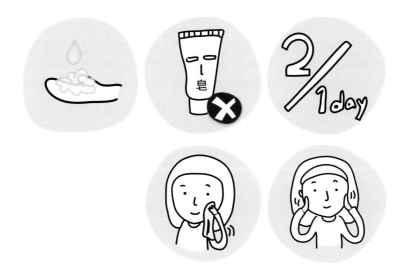

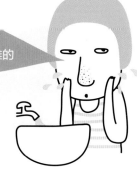

什么！
洗脸有什么难的

一起掌握七大洗脸要点，
提升洗后感，让洗脸从伤害
转变成真正的有效保养！

用量

　　刚起床时，除非脸部有大量出油的现象，否则洗面乳只需要用晚上的1／2左右的量就足够了。另外，若是高浓缩款式的洗面乳，用量更只需要一般的1／3～1／5就够了。用太多会让肌肤好像洗了很多次脸一样过于干燥紧绷，这样再温和的洗面乳也无法达到温柔洗净的原则。

次数

洗脸次数，通常一天2～3次已经足够

　　就算是外勤或是在闷热、高污染环境的工作者，一天最多4次也够了。次数太多，会让肌肤受损干燥，降低含水量并且加速老化。

　　"比较温和的洗面乳，就可以一天洗很多次吗？"

　　相对来说，比较温和的洗面乳对肌肤的损伤会比较小，所以好像多洗几次无妨，但还是要看必要性，洗脸的次数不应依照温和与否来决定，而是以必要性来决定。

　　出油量大除了因为荷尔蒙影响、或天生皮脂腺分泌旺盛、还有气候闷热等因素之外，很多都是因为洗脸洗过头造成的，所以一天使用洗面乳尽量不要超过4次，其他时间如果真的想洗就用清水吧，并记得洗完脸一定要擦干。

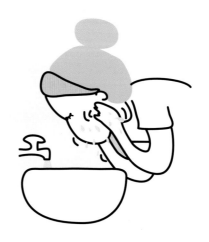

一定要天天洗脸吗？
不外出也要洗脸吗？
要，洗脸是启动保养的
第一把钥匙

晨间的洗脸与睡前的洗脸一样重要

洗脸是我们每天都一定要做的基础清洁步骤，但到底洗脸影响我们的肌肤有多大呢？晨间洗脸跟刷牙差不多，是"褪去疲惫、唤醒肌肤"的重要步骤，好好洗脸，是开启正确保养的第一把钥匙。**洗脸的意义是移除不应该在脸上的油垢，但保留肌肤的保护膜**。所谓肌肤的保护膜，指的就是"皮脂膜"，顾名思义，这是一层脂类构成的保护膜，所以，如果用了去脂力过强的清洁产品，例如"皂"，在洗脸的同时通常这一层保护膜也会被洗掉。虽然肌肤有自我修复的能力，但每天早晚持续地破坏它，再怎么强韧的肌肤也会受伤害。

很多人洗脸都只在刚到家或晚上洗澡时才用洗面乳，其他时间都只用清水，这样其实是不够的！尤其是晨间洗脸跟刷牙一样重要，因为肌肤主要是利用睡眠的时间进行代谢，因此会特别容易出油以帮助排出废物，所以更需要用温和的洗面乳来进行清洁，好好的洗对脸，后续所做的保养也会做得更有意义。

洗脸的力道要轻柔，不要像刷墙

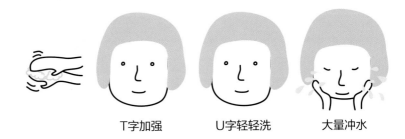

T字加强　　　　U字轻轻洗　　　　大量冲水

我该先洗哪里

我们经常看到电视广告上面有可爱的女生，用很多的泡泡拼命搓自己的两颊，让你误以为要"深层清洁"，或"快速洗净油脂"，或是"抗痘"，就要用这样的产品与方法来洗脸！事实上，一直拿洗面乳搓在两颊，绝对是个天大的错误。正确的做法应该是将洗面乳起泡之后，先洗T字部位，包括额头、鼻梁、鼻头、鼻子下方、下巴等处，最后才是轻轻在脸颊这些本来就比较容易干燥的区域按摩两下，最后用大量的清水把脸上的泡泡冲掉。

要把脸先弄湿吗

这个其实没有标准答案，基本上如果你的脸有点水分，洗面乳自然会比较好推开，就像洗头发要先把头发弄湿的道理有点类似，只要头发上湿润度够，洗发水自然是比较容易起泡。

洗脸要用温水还是冷水

答案是用温的水，不要用过热的就好。因为热水会让肌肤的油脂过度被去除，洗后变得非常干燥。

洗脸要先搓出泡泡吗

要，但并不需要刻意搓出非常多的泡泡，因为泡泡多寡和洗净力无关。

如果你使用的洗面乳很难起泡，可以找一些辅助工具，如起泡网。起泡之后也会比较容易被清水冲干净，切莫直接将洗面乳先涂在脸上之后再推开。

先洗头还是先洗脸

都可以。只要你确保洗头的时候不要让太热的水从头往脸上不断地冲刷即可，而洗发水很多都含有硅灵，若流到额头的范围，一定要记得冲干净，以免毛孔阻塞形成额头区域的粉刺痘痘问题。

擦干

洗脸后一定要立刻擦干而不是风干

但不建议用干布用力擦脸，以面纸轻轻按压脸上的水分就可以了。这个步骤很多人会忽略，如果你任由脸上的水自然风干，就像喷了化妆水自然风干一样，过一会儿脸部肌肤就会特别的干燥紧绷。

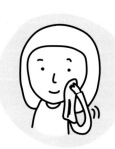

洗脸不需要买任何辅助刷具

尤其是敏感性肌肤，或是皮肤较薄透者、容易泛红者，切忌用任何刷脸工具。用刷具不会洗得比较干净，却反而会增加皮脂膜被破坏的概率，得不偿失！洗脸只需要用手掌和指腹就足够了。

冲水次数最少20次

尤其是用香皂洗脸，很容易有皂垢卡在脸上推不开，也冲不干净，所以一定要一边按摩一边用清水多冲几次，确保没有任何的皂垢残留。当然，最保险的方法还是用天然又好冲洗的氨基酸系的洗面乳。

最重要的是洗面乳的选择

如果洗完脸感觉绷绷的，不马上擦保养品会不太舒服，甚至没几分钟就开始发生肌肤干燥甚至脱屑、干痒的情况，此时肌肤的保护机制也会提早启动，也就是开始分泌油脂来保护肌肤。所以如果你洗完脸不到半小时就又油光满面，就表示你该换洗面乳了。

市面上八成以上的洗面乳都含有皂碱成分，就算是泡沫很多的也一样，先把它放一边，改用完全无皂碱的配方洗洗看，等你再回头使用原本的含皂洗面乳，**一定可以马上感觉到极大的差异，也会变得不太喜欢那紧绷的感觉了。**

该怎么挑选洗面乳

洗脸用品大致分成：含皂／不含皂的洗面乳或者方块状的香皂、肥皂、手工皂。不论哪一种成分与形态，最大的区别就是有无皂碱成分。

已经是敏感、粉刺、痘痘的不健康肌肤，要暂时避免含皂的产品。目前最温和的应属以纯天然氨基酸为基底的洗面乳。但有些仅是添加少许氨基酸成分的一般含皂洗面乳，也会号称是氨基酸洗面乳，这时就得小心判断包装为"纯"氨基酸或者强调"100%不含皂"的洁面产品，以免用错。

草本手工肥皂

肌肤敏感，
更不能使用洗净力过强的肥皂

常在咨询时遇到痘痘粉刺一直好不了，甚至敏感、脱屑、拼命出油等各种症状都出现在脸上的案例时，ELSA一定都会优先问："你用什么洗脸？"很多时候答案都是："肥皂(手工香皂)"或者"开架的洗面乳"。于是ELSA又问："包装上有说明是含皂的还是不含皂？""嗯……不知道，没注意。"

常常问题就出在我们习以为常、没有特别注意的事情上面！"难道皂完全不该用吗？"并不是，**一般健康的肌肤用起来可能没什么大碍，但是敏感缺水或出油痘痘时可能会越用问题越大**。但是也有人原本是健康肌肤，却因为长期用皂洗脸，使用到后来变成敏感干燥又容易出油的肌肤。

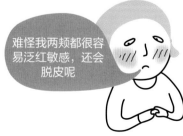

难怪我两颊都很容易泛红敏感，还会脱皮呢

天然手工皂不含表面活性剂

ELSA也观察到一个特殊的现象：走在路上提着天然手工肥皂袋子的人，肌肤却偏向敏感薄透，甚至脸上有一些小疹子，为什么这些人反而更爱买肥皂呢？可能是因为手工肥皂大流行之后，总是给人因为天然所以比较温和的印象，没有添加化学性的成分，甚至有的还标榜"不含表面活性剂"，这其实真是天大的误解！**肥皂本身就是一种表面活性剂，而且还是去油力很强的呢！**

其实皂都是属于碱性的，去油的能力非常强，长久使用下来，会让这些本就薄透敏感的肌肤含水量更是大幅度下降，更无法脱离干燥紧绷又疯狂出油的恶性循环。温和与否，还是要看洗脸产品的pH、表面活性剂的种类、制造方法、乳化剂的等级，还有制作研发者的经验而定，并不是单纯以手工与否或者原料天然与否就能判定。

所以，当你已经是敏感缺水甚至会脱皮的干燥敏弱肌肤，或是发炎红肿的痘痘肌肤，如果再坚持使用肥皂洗脸的话，会更容易造成肌肤长期缺水、出油速度更快、更敏感、且抵抗力变弱。有的厂商甚至会告诉你，初期洗完会脱皮是正常的，会暴出大量的痘痘也是正常的。相信大部分的人应该很难接受已经干燥的皮肤还继续脱皮吧！所以还是建议大家先避开皂性的洗颜产品比较恰当。

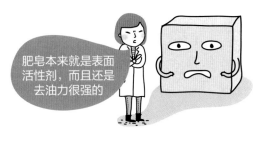

很多敏感肌肤都是后天造成的

可不要仗着自己年轻，肌肤恢复力强就不在意，皮脂膜被持续破坏个几年下来，是很难完全恢复健康状态的！许多保养观念不正确的人，都是前面拼了命搞破坏，后面再擦一大堆昂贵的保养品试图修复敏感，这样不是本末倒置，还更增加了保养的花费吗？尤其那些呵护敏感肌肤的保养品又比一般的保养品还要贵上好几倍的价钱呢！ELSA甚至认为敏感肌肤也不见得都是天生的，很多都是因为后天保养不当所造成。

洗面乳，就是一种表面活性剂。它可以把你脸上的油垢跟洗脸的清水结合，然后一起被冲掉，但是我们应该要洗净的，只有油垢，而不是洗掉脸上的"保护膜"，所以也不要因为觉得天气变热多出了一点点油，就误以为自己是油性肌肤，就采购了电视上说的"去油力超强"的洗面乳，这样一来，不但油分被洗掉，水分和保护膜也通通都消失了。

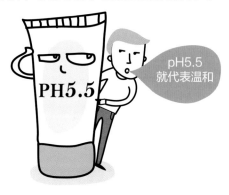

标榜"弱酸性"的洗面乳，就一定适合敏感痘痘肌肤吗？

不见得！弱酸性有时候只是"调"出来的，所以**不见得标识为pH5.5的弱酸性洗面乳就一定不会洗后干或绷了，还是要看它是否含皂。**

调？对，就是基本上还是使用"皂碱"为主要的清洁成分，只是制造过程当中加入一些酸性物质来中和，或是故意减少皂化反应中的碱性成分，使得皂化不完全，导致成品呈现弱酸性，让消费者误认为这样就比较温和。事实上这样非但没有降低皂碱的破坏力(因为皂碱成分还是存在，加入的酸性物质并不会改变它过于刺激的事实)，而且皂化不完全所产生的游离脂肪酸对肌肤的伤害性更大呢。

所以我们该怎么办呢？答案是，选择本来就是弱酸性的成分(如纯天然的氨基酸)制作出来的洗面乳比较好。现在很多医生也建议问题肌肤尽量选用弱酸性的洗面乳，避免使用碱性的肥皂。

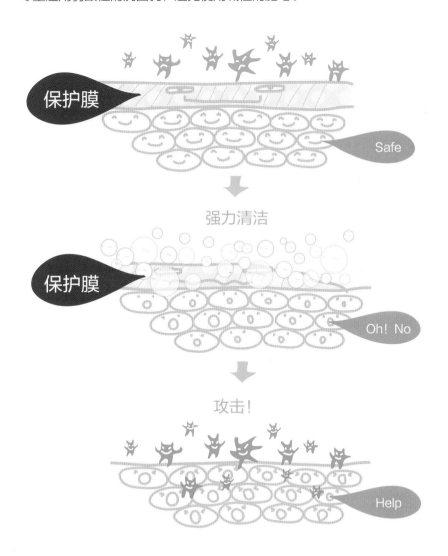

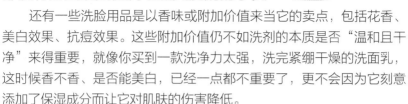

花香

美白效果

抗痘效果

添加再多保湿成分、天然香料，都没有办法改变仍属皂碱类洗剂的事实

还有一些洗脸用品是以香味或附加价值来当它的卖点，包括花香、美白效果、抗痘效果。这些附加价值仍不如洗剂的本质是否"温和且干净"来得重要，就像你买到一款洗净力太强，洗完紧绷干燥的洗面乳，这时候香不香、是否能美白，已经一点都不重要了，更不会因为它刻意添加了保湿成分而让它对肌肤的伤害降低。

如果我们一直被广告上花俏的说辞所吸引，却忘了追究洗剂的本质，肌肤好转可能只是暂时性的，无法长久。

就像有的人使用抗痘的强力洗面乳，一开始可能因为把长久以来洗不干净的油脂洗掉，让脸部痘痘的现象似乎得到缓解，但再持续用一段时间后，就会发现肌肤更加出油，痘痘粉刺更是疯狂地长。

小资女的聪明保养术，先投资在好的洗面乳上吧

如果你手头预算有限，一定要选一个最重要的保养品，那绝非化妆水或乳液，而是得优先挑选一支好的洗面乳。假设你买的是氨基酸款式，也要确保你买到的是真的"纯"氨基酸，而不是只加了一点点氨基酸保湿成分的洗面乳，两者大不同，洗感、对肌肤的清洁力与保湿度、健康程度也是无法相提并论的，氨基酸的浓度越高，制作成本也会提高，售价也许不如一般的洗面乳亲民，但脸只有一张，每天上演的洗脸大作战还是要选择最温和又干净的方式，才能维持肌肤的健康。

错误方法：

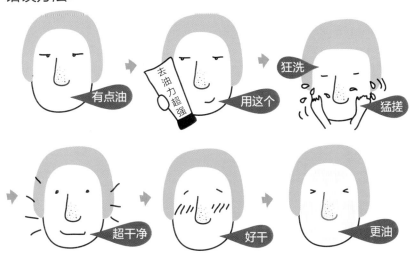

清水洗脸真的干净吗？绝对不OK

清水洗脸，无法去除脸上多余的残妆、油垢，而青春期的肌肤，油脂分泌旺盛，光用清水洗脸也是不够干净的。

小时候可能根本不懂得使用洗面乳或肥皂，直到家里的姐妹们或朋友纷纷买了洗面乳摆在浴室架上，我们才会顺便拿来洗洗。如果不考虑你所处的是风沙灰尘多、闷热潮湿的环境之下，偶尔几次用清水洗脸是没有关系的，只是以现今的环境而言，你每天流汗产生的油垢、上妆卸妆残留的污垢，光用清水是很难真正移除的，尤其当开始进入青春期，粉刺痘痘逐渐浮出来见人，油脂分泌比孩童时代或者熟龄肌肤要更加旺盛，光用清水洗脸这个方法只会让脸上的问题越来越严重，清水洗脸只能适用于某些特定的地理环境，或特殊的极为敏感干燥且无任何粉刺痘痘的肤况。想要肌肤漂亮干净，最重要的就是把"不应该留在脸上太久的物质"给清掉，避免覆盖在肌肤的表层，导致更多细菌滋生、暴发粉刺痘痘的可能。

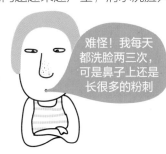

广告诉求帮助挑选，但也不能全部相信夸大的功效

到底该如何挑选适合你的洗脸用品呢？

或许你已经发现，现今流行的洗面乳款式大多分为：天然保湿款、含有去角质颗粒的、或者标榜超强去油的、毛孔深层洁净的、敏感肌肤专用、医疗美容术后专用等。

这几种是属于以"功能"来区分的类型，从名称就可以让消费者想一下自己的现状到底适合哪一种。

也有一些分类方法是以"清洁剂的类型"来分，比如说，天然手工肥皂、100%不含皂碱、弱酸性、纯天然氨基酸，这代表里面主要是用什么成分(表面活性剂)来清洁肌肤。

清洁成分(表面活性剂)的类型是重要关键的，100%天然氨基酸则是目前普遍公认最好的选择。

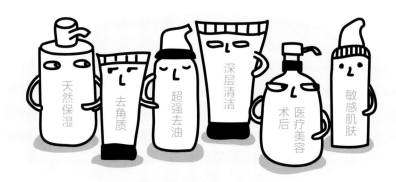

你的保养永远都只有
化妆水＋乳液

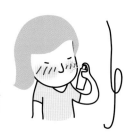

皮肤干燥的时候怎么办？
没擦化妆水会怎么样？
当然不会！只要玻尿酸精华＋
清爽的乳液＋需要时局部擦面
霜就够了。

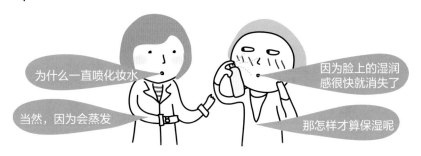

为什么一直喷化妆水

因为脸上的湿润
感很快就消失了

当然，因为会蒸发

那怎样才算保湿呢

你是不是也这样：
因为觉得自己肌肤敏感，什么都不擦，
只敢拼命喷那些看来最无害的矿泉喷雾？
其实这样，脸部会更敏感干燥的呢！

　　可能很多人会觉得只要喷一下，脸上的干燥屑屑就会不见，一旦不喷，就又开始出现干燥脱屑。但其实你应该要想的是，为什么肌肤会有这种非喷不可的依赖性呢？那为什么才喷完没多久，屑屑就又发生了呢？难道要无止境地喷下去才行吗？这代表一件事：化妆水喷很多，就像添加了香味的自来水抹在脸上一样很容易蒸发，只有肌肤表层会有几分钟不到的水润感，水分蒸发后，却换来更明显的干燥紧绷与脱屑。因为水分不容易穿透皮脂膜渗透到肌肤里面，只会停留在表皮而已。

我们肌肤的真皮层里面在我们刚出生的时候有很多玻尿酸，这是可以预防水分散失的重要物质，一旦玻尿酸随着年龄增长而大量流失，肌肤就会出现干燥紧绷的不舒服感，到了青春期，不但肌肤比小时候缺水，还容易冒油，痘痘问题就出现了。而到了三十几岁，油脂分泌渐少，玻尿酸还是持续大量流失，所以越老皮肤就越容易干燥老化，产生细纹，最后想要回到Baby时代的Q嫩肌肤是不可能了，这时候靠只能停留在肌肤表面的化妆水当然是无从弥补肌肤深层的玻尿酸流失，因为化妆水里面就是水而已，玻尿酸含量是极微量的。而一般的矿泉喷雾，更是只有水，没有太多其他的保湿剂，当然也没有什么保湿的效果，况且化妆水大多擦了只会停留在肌肤表面，无法深入里层，所以光靠化妆水是无法真正达到良好的"保持水分不易散失"的功效的。

矿泉喷雾喷得太频繁，脸会更干，越干就越容易敏感泛红

有一些水标榜着可以具有安抚敏感现象的疗效，一天当中偶尔使用一下是没有问题的，但是一旦你喷了矿泉喷雾换得瞬间清凉或者去油的感受，那就要更积极的再在后续擦上能够补水锁水的产品。

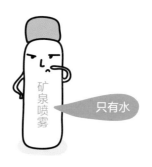

为什么呢？因为矿泉喷雾喷完之后用不了多久，脸上的水分一样会随着空气蒸发，皮肤摸起来反而会粗粗的。这是因为水分并无法深入到肌肤里面，这样一来，喷矿泉喷雾还不如多喝一点矿泉水来得意义更大些！况且把脸弄得湿湿的，不代表就真的做到保湿了。我们的肌肤不只角质层要有水，肌肤里面(真皮层)也要有水。

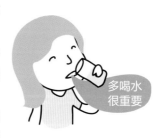

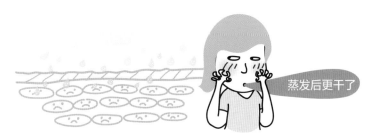

蒸发后更干了

　　有一位女生的皮肤相当白皙，她说自己的皮肤相当敏感，举凡香料、酒精类都不可以有，好不容易找到一支具有安抚敏感效果的乳液，没想到擦了一阵子之后，忽然抱怨这支乳液竟然也让她过敏了。在ELSA不断追问之下，她终于坦承自己更早之前买了特价的矿泉喷雾，因为觉得不用掉很可惜，所以早也喷，晚也喷，上下班都要喷。于是ELSA要求她："可以先不要喷那么多次吗？"**那些看来最无害最不会引起肌肤问题的天然矿泉喷雾，并不适合肌肤很敏感且容易发痒的她。**而她也万万想不到，会是因为喷得太频繁造成的，根本不是原本的抗敏乳液的问题。就在停止频繁使用一个月之后，她的状况也获得很大的改善，简单的洗脸＋精华＋乳液或面霜就完成了基础且足够的保养。

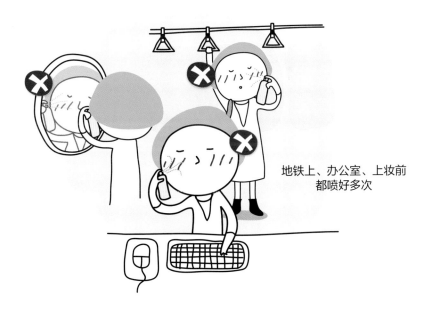

地铁上、办公室、上妆前
都喷好多次

那如果我还是喜欢使用喷雾化妆水，
我应该要注意什么事情呢？

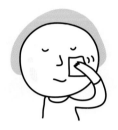

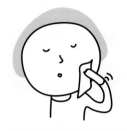

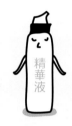

脸油的时候可用来暂时清洁

如果脸上油光密布，喷化妆水的吸收效果也会变差，这时候建议将化妆水改喷在化妆棉上轻擦脸部，将多余的油脂先擦掉之后，脸部感到清爽，再重新喷一次。

用面纸按压

化妆水喷了之后可以用手轻弹脸部，接着要把脸上多余的水分用面纸轻轻压掉而不是摆着不管一路走一路蒸发，否则会让脸更干燥。

喷完之后呢

使用完接着还是要擦精华液，因为化妆水的持久度较差，瞬间的湿润感并不代表你的肌肤里层也补足水分了。

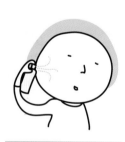

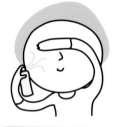

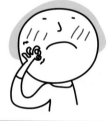

保持距离

喷雾化妆水必须保持一段距离喷在脸上，避免太靠近而造成大颗水珠直接落在脸上往下流。

避免喷到眼睛、脱妆问题

喷雾化妆水使用时一定要把眼睛闭上或者用手遮住眼部。
避免喷入眼睛内引起刺激，或让眼线、睫毛膏糊掉。

何时该停用

使用一会儿后，观察脸部，发现不喷就马上干燥、发痒，而且开始想要抓脸，那就代表肌肤原本的保护膜丧失，怎么喷都没有用，一定要擦精华液或其他可以帮助皮脂膜恢复防御功能的保养品。

皮脂膜受损时，
千万不要再继续用化妆水

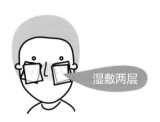

最近遇到一个有皮肤炎的男生，说自己皮肤好干好痒，冬天一定要擦很油的面霜。问了他平常都采购哪些保养品，他说："我都用化妆水啊，然后擦精油，再擦面霜。""原来好多人都误会化妆水与精油是改善肌肤干燥的圣品！"

"那你觉得有改善吗？"
"没有，还是一样很干，可是专柜小姐跟我说是因为我用得太少了，叫我倒在化妆棉上湿敷，而且要敷两层才行。"

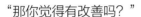

化妆水既然没有办法把水分真的带入肌肤里面，依照他敏感的肤质看来，可能是肌肤表面的保护膜已经受损了，无法防止水分不断流失，也会因为外界的刺激变得痒痒的，**若不断把已经受伤的皮肤泡在"水"里面太久，问题会越来越严重，到时候不管擦多少乳液都没有办法补救。**于是建议他先停用化妆水两周，一开始他半信半疑："我从来没有听过化妆水可以舍弃的说法，但是我愿意试试看。"就在他停用化妆水只擦保湿精华液大概2、3周之后，真的不痒了，也不需要一直擦药膏了。这证实了他一直以来的使用方式(化妆水＋精油＋面霜)，完全没有达到保湿的效果。

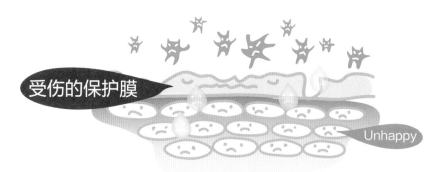

要积极以精华液修护

湿敷化妆水

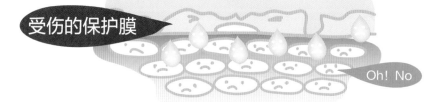

而非一直喷水在脸上

更糟糕

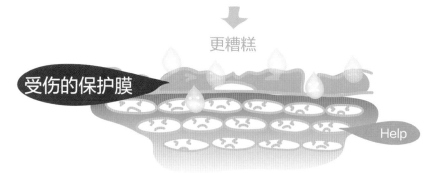

否则会更干、起屑、脱皮

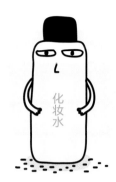

化妆水不能保湿，还能做什么呢

　　有些化妆水不是以保湿为设计的目的，而是具有再次清洁(当你担心洗面乳无法冲干净、或洗净力不够时)、软化角质帮助保养品便于涂抹、没有水的时候可以用来擦擦脸，让油光暂时被移除的效果。所以并不是你现在就要把家里的化妆水通通丢掉，而是找出适当的时机来把它们用掉。用掉之后，如果为了保湿目的而买，而且预算够的话，不如直接买含有多重分子的玻尿酸精华液，比较有效。

❶软化角质
角质软化，后续保养品会比较好涂抹，上妆容易些。
❷平衡pH
肌肤的保护膜(皮脂膜)是弱酸性的，若使用了强力碱性的洗剂磨损，会让肌肤快速老化，所以洗脸之后，可用弱酸性化妆水抹抹脸，平衡pH，降低伤害。
❸再次清洁皮肤
化妆水可擦掉一些残留的洗剂，不方便洗脸时可以拿来擦手、擦脸。

到底哪一种化妆水最保湿？是不是稠度高的那种

　　基本上化妆水都不足以达到长时间的保湿，所以哪一种都没差别，况且光从瓶身标识也看不出添加的保湿成分浓度与剂量，所以，真的不需要执着在化妆水上面。尤其是有敏感肌肤的人，更是不要依赖化妆水，尤其是喷雾的形态。

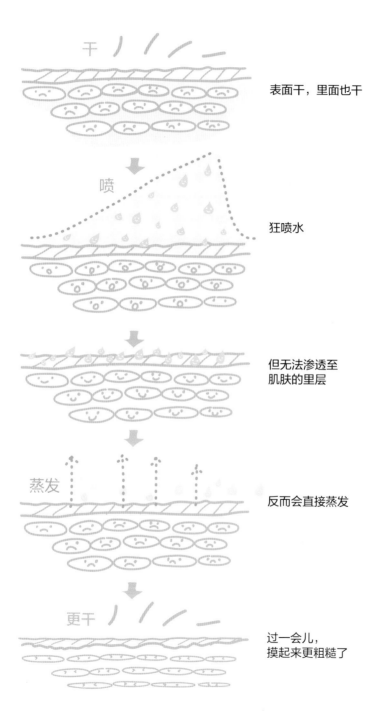

干

表面干，里面也干

喷

狂喷水

但无法渗透至
肌肤的里层

蒸发

反而会直接蒸发

更干

过一会儿，
摸起来更粗糙了

化妆水的成分大多就是将真的具有保养价值的有效成分稀释，再加上九成以上的水混合而成的，很多年轻人的第一罐保养品都是"化妆水"，也是因为经过稀释之后，保养品的成本降低很多，售价便宜，所以学生都买得起。还有些人确实很难舍弃心爱的化妆水，观念也很难改得过来，但是肌肤保养是越来越进步的，一些老旧的观念真的应该要改掉了。

浓稠度高不等于保湿高

浓稠度高的化妆水也不见得就比清爽的更保湿，有时只是添加了胶类来增加浓稠效果，而实际上玻尿酸的剂量没有增加，所以保湿度也就不会增加，反而会造成肌肤刺激敏感或阻碍后续保养品吸收。

浓稠度高、宣称像精华液的化妆水，跟传统水状清爽的款式有什么不同呢

　　稠状的化妆水，有时候并非因为玻尿酸的含量比较高，而是靠增稠来营造类似勾芡的效果。所以，可以直接省略改擦精华液会实际些。另有一些是因为添加了乳化剂，让滋润度提高，此类型干性肌肤是可以使用的，但油性肌肤就不太适合了。且稠度过高的类型，很可能会阻碍后续保养品的吸收。

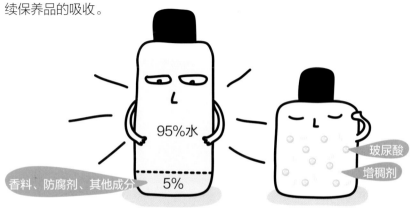

Chapter 02 我的脸为什么好不了？
136

传统化妆水 的配方包含了:	浓稠型化妆水 的配方设计大致是:
❶去离子水(纯水) ❷防腐剂 ❸有效成分 ❹香精 ❺助溶剂 ❻染料	❶乳化剂 ❷少量油脂 ❸醇类(如甘油、丁二醇) ❹去离子水 ❺防腐剂 ❻有效成分 ❼少量增稠剂(如玻尿酸、三仙 胶) ❽香精

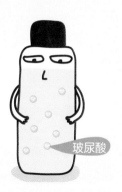

玻尿酸

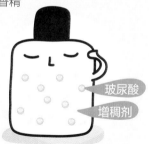

玻尿酸

增稠剂

这种通常比较清爽，没有滑腻感。
例如：毛孔收敛化妆水
各种肤质均可使用。

黏稠、呈现半雾面。
因为含有乳化剂、增稠剂、油脂，尤其是乳化剂形态的，只**适合干性肌肤使用。**

收敛形态的、含大量酒精的化妆水，
不适合湿敷，敏感肌肤更是绝对要避免。

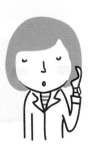

Q: 可以把化妆水倒在化妆棉上敷脸吗？

A: 如果你很喜欢敷面膜，而且肌肤没有伤口红肿发炎等现象，是可以湿敷化妆水的。

清晨刚起床的时候，脸摸起来干燥、在镜子当中看起来也偏暗，很可能是在空调房待久了，水分流失较快，除了前一天晚上的保湿精华要多抹一点之外，早上若有空，可以使用不含酒精成分的保湿化妆水倒在化妆棉上湿敷。

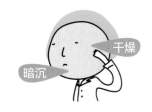

湿敷小技巧：必须要盖到鼻翼延伸到法令纹处及嘴角，而不是只有远远地敷两边脸颊。整个额头也都要敷到，简单来说，就是把平常面膜布会盖到的地方都要尽量敷到，因为额头的毛孔也很容易缺水，但却长期被忽略。

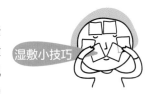

晒后有空的话可以先湿敷化妆水让肌肤先降温，接着再擦一些保湿品。

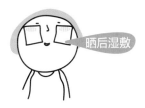

"可是我早上好匆忙，没有空儿湿敷怎么办？"

光用涂抹的很难发挥太好的效果，没有化妆棉的覆盖，水分就有机会在脸上快速蒸发，如果用拍的、用喷的会散得更快。所以如果真的喜欢买化妆水的人，还是要多运用化妆棉搭配使用，让它浸润角质层的时间拉长，彻底软化角质，这样也才能发挥帮助后续保养品吸收的效果，摸起来水水嫩嫩。真的没空的话，把化妆水倒在化妆棉上在脸上用掌心的力量多按压脸部几下也可以稍微发挥效果。再没空，**直接跳过化妆水的步骤，擦玻尿酸精华就好**！

下列的对比表可以清楚看出，如果单以保湿目的来说，精华液一定是比化妆水省时且更有效果。

化妆水 (通常100ml以上／便宜又大罐)	精华液 (通常30～60ml)
不一定有玻尿酸，其他保湿成分浓度也低。	玻尿酸或其他保湿成分浓度高。

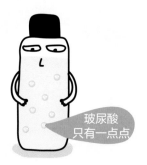

玻尿酸只有一点点

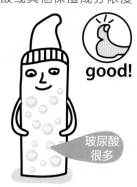

good!

玻尿酸很多

一天喷二十次，也无法擦到该有的保湿精华含量。	一天擦两次，已经足够基本的含水量。
喷越多次，越让肌肤表层的水分跟着一起被空气蒸发，干燥概率增加，还可能引起敏感及湿疹。	简单、省时、效果明确。
若选错含有酒精类型的收敛型化妆水，那就会让肌肤更加干燥了。	几乎不需特别选择款式。
喷完或擦完还是要擦后续的精华液。	洗脸后可以直接使用，年轻肌肤，甚至不需后续保养。

Q：玻尿酸要选很贵的吗？

A：不需要。

玻尿酸已经是很常见的成分，大多也不会太贵，不过可以尽量选择含有多种分子量的配方，或是宣称含有小分子玻尿酸的产品，这样可以同时深入肌肤里层，也可以适度维持角质层的水分。而且保湿是每天早晚都必须要擦的，如果买昂贵的款式，可能会让你舍不得用到足够的量（擦不够就无法达到该有的保湿效果），效果影响甚大。

Q：玻尿酸保湿精华可以当化妆水吗？

A：可以。

别笑，真的经常有人这样问呢！

因为大家对于化妆水的依赖度跟迷信太过头了，好像洗完脸什么都可以不擦，但化妆水却是一定要的。既然我们已经了解如果为了保湿目的而擦，化妆水是可以省略的，且保湿精华的保湿效果又比化妆水好得多，那么，当然可以直接取代化妆水。

洗完脸可以只擦乳液吗
为什么擦很多还是干干的呢

那是因为你忘了擦玻尿酸精华液的缘故，干燥肌肤两者都必须要兼顾。而油性肌肤，如刚好处于青春期，或天生皮脂分泌较旺盛，只需要涂抹一些保湿精华液就可以了。一般常见的混合性肌肤，也只需要在比较干燥的部位补强乳液即可，晚霜也可以先省略。乳液在制造过程中，必须加入乳化剂以及滋润度高的成分，一方面，痘痘肌肤不见得适合，再者，像中国台湾或是新加坡、马来西亚、中国香港等地，因为气候闷热潮湿，多数人在夏天时皮脂分泌量大，乳液的必要性就更低了。

真正需要晚霜的，是干性肌、敏感肌、熟龄肌等这些皮脂分泌比较少或是皮脂膜受伤的肤质。毕竟有些偏干性的肤质光擦精华液是不够的，还是需要乳液或面霜的帮忙，到了冬天，乳液的重要性也会提高，尤其是到纬度高的国家居住或旅游，乳液、面霜都变成了必需品。

化妆水＋精油＋乳液或面霜＝保湿不足

　　Fumi是一个肌肤非常好，且几乎是零毛孔的漂亮大眼女生。2012年她来找我时，嘴角、鼻子周边都呈现脱皮的现象。一问之后才知道原来Fumi擦了很多油腻的面霜还是照样感觉干燥，所以干脆擦起精油来了。

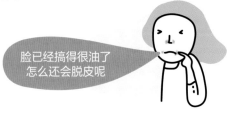

脸已经搞得很油了
怎么还会脱皮呢

"我都已经擦了乳液，面霜，最后还擦了精油，搞得脸都很油了，怎么还是会脱皮呢？而且脸上还有一粒一粒小疹子。"

精油含有大量的溶剂，含有刺激性，脱皮敏感的肌肤如果擦了肯定会脱皮得更明显。

精油

　　浓度太高，没有经过调配设计过的精油是不可以随便接触脸部肌肤的，否则将会很容易出现小疹子、大过敏、甚至灼伤等情形。

　　请千万记住，并不是状态看起来油油的，就通通可以拿来滋润肌肤，痘痘肌肤更是不能随便直接涂抹。

　　"天啊，原来如此！那市面上卖的保养油呢？可以用吗？"
　　"要看你所处的环境是否真的很干燥，以中国台湾的气候来说，多半是不需要的。可以视情况擦在身体局部，脸部就要再三思了。"

"为什么我擦这么多，都还不够保湿呢？"
这观念其实是来自对保湿和滋润的误解。

油性肌肤，保湿就可以

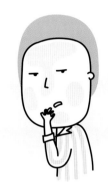

因为已经有足够的油脂了，不需再擦有滋润度的产品，但仍然需要保湿，需要补充玻尿酸。因为保湿真正的意义除了锁住水分以外，其实更重要的是要先补充水分，接着才是防止水分散失，水分充足才能预防毛孔出油。

缺水干燥、脱皮的肌肤，
除了"保湿"，还要"滋润"

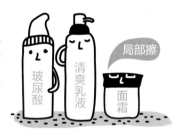

除了保湿，还必须要增添油脂，让肌肤滋润而不至于脱皮。所以我请Fumi先放弃擦太油腻的面霜跟有刺激性的精油，且洗脸之后可以跳过化妆水步骤，直接擦玻尿酸精华液与清爽好吸收的乳液。

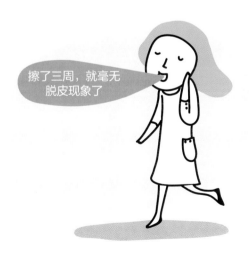

擦了三周，就毫无脱皮现象了

比较"真正的玻尿酸精华液"与"掺了少许玻尿酸与增稠剂的乳液",依照下列的图表,找到适合你的保湿方法吧!

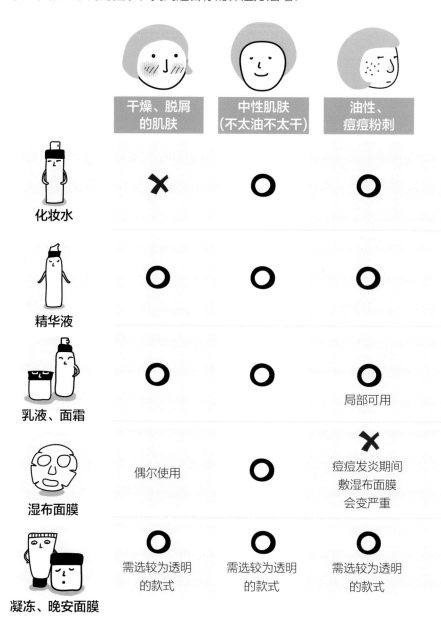

	干燥、脱屑的肌肤	中性肌肤（不太油不太干）	油性、痘痘粉刺
化妆水	✗	○	○
精华液	○	○	○
乳液、面霜	○	○	○ 局部可用
湿布面膜	偶尔使用	○	✗ 痘痘发炎期间敷湿布面膜会变严重
凝冻、晚安面膜	○ 需选较为透明的款式	○ 需选较为透明的款式	○ 需选较为透明的款式

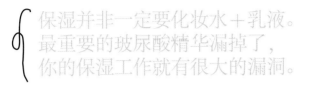

保湿并非一定要化妆水＋乳液。
最重要的玻尿酸精华漏掉了，
你的保湿工作就有很大的漏洞。

　　从下面的图表就可以看得出来，干性肌肤对化妆水的需求并不大，粉刺、痘痘比较多时也不要一直敷湿布面膜或者狂喷化妆水，而中性、健康的肌肤则是都可以使用。

化妆水的种类很多，敏感肌肤要避免含酒精的款式或直接舍弃为佳。

含有玻尿酸的保湿精华是价格实惠且非常重要的必需品。

油性痘痘肌肤可选择较为清爽的款式，或者到了夏天可以直接不用。

廉价面膜隐含了布料清洁、有效成分多寡、防腐剂用量等问题，有伤口、痘痘发炎时一定要拒绝使用。

不建议在前面已使用了很多保养步骤后，又使用含有硅灵的款式厚敷睡觉，容易闷出各种毛孔问题。

除了脸，其他部位保湿怎么做？

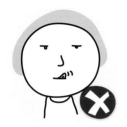

嘴唇的保湿

❶避免一直舔嘴唇，这个动作会让你的嘴唇更加干燥且易干裂。

❷定期给嘴唇去角质，涂抹唇部保养品。

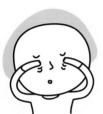

眼部保湿

❶眼圈精华需要每天使用，因为眼部是最容易呈现干燥老化的地方。

❷避免一直揉眼睛。

❸如果喜欢采用含有滚珠的眼部精华来按摩眼圈，请注意滚珠周围是否有细细尖尖的凸起以免刮伤脆弱的眼皮。

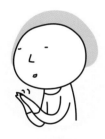

手脚保湿

❶双手接触清洁剂后(如洗碗盘后)，要立刻擦上护手霜。

❷足跟干裂也跟角质太厚、保湿不足有关。可泡脚或是趁泡澡时软化脚皮，接着使用足部护理工具把多余的老废角质去除，再涂抹护手脚霜，最后套上袜子睡觉。这样可以快速地解决干燥龟裂的足跟。还有，可别忘了脚指头上的纹路也要滋润一下。

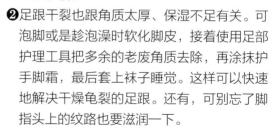

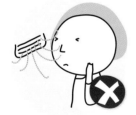

❸车上冷气出风口对着脸吹，也容易使脸部干燥，可使用室内加湿器。

❹勿在大太阳下停留太久。晒太久的太阳，除了会让脸上水分散失，也会同时让肌肤内的重要物质——胶原蛋白产生变化且快速流失，也因此加速了肌肤老化。

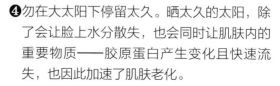

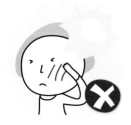

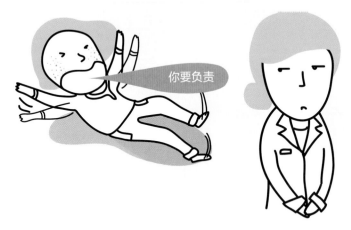

你要负责

把护肤的责任丢给美容师

　　虽说我们从小就没有被教育到要怎么保养肌肤，但肌肤是自己的，所以当然也不能偷懒不去了解正确的保养知识，而把保养责任都丢给美容师。做脸并非完全不好，只是你不能躺上床闭起眼睛就什么都不管了。

　　大多数男生会不好意思去专柜询问商品，到了货架又不知道该怎么选购，所以干脆去做脸。而且男生通常很信赖女性朋友或美容师推荐的保养方式，认为女性比他们还要懂得如何护肤。且爱保养的男生很多都花钱不手软，容易接受并且采购昂贵的疗程。虽说可以把做脸看成"花钱请别人帮忙照顾脸"，但自己如果没有半点概念与行动力，平日保养忽略不做或乱弄，那么永远无法了解自己本身的肌肤状况该怎么护理，不仅是对自己很不负责任的行为，还只能任美容师宰割。

有几件事情要提醒喜欢去美容院"做脸"的你。

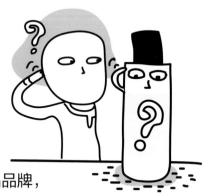

先了解美容师所使用的保养品品牌，
对自己才有保障

一定要看清楚产品上是否有明确的制造工厂名称、地址、工厂字号。光是这一点，很多的私人美容机构就无法提供，我们常看到美容院在贩售的产品会喜欢强调"法国、德国进口"，产品正面背面都是外文，鲜有中文说明，这在我国卫生部的法规中是完全不合乎规定的，一定要有中文标识才行。只要缺乏中文标识，就是不合格的产品，进口的商品依照政府规定也是要有完整的中文标签才可以过关(包括品名、用途、全成分、使用方式、保存方法、注意事项、产地、工厂字号、工厂地址、代理经销商的公司电话及地址)。

美容院的产品跟市面上所见的专柜货架品牌不同，比较像是封闭的销路，所使用的产品99%以上你应该都没有听过，使用或购买前一定要认真阅读外包装说明，并检查有无卫生部门许可字样。很多美容院产品都是只写英文甚至法文，美容师只会告诉你说这是进口的，所以原料非常贵，但真实(且是大部分)的情况根本就是国内工厂生产的。

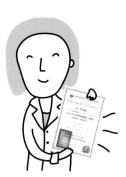

了解美容师的背景

美容师的工作内容是相当繁杂且具有专业度的，除了要帮客人清粉刺、挤痘痘、敷脸外，还要按摩肩颈甚至全身，是相当辛苦的工作，且需要长时间正统的教育，取得证件后，才有资格为客人服务。但坊间有许多的美容院所雇用的美容师，并不是真正具有美容师执照和美容知识的，这点千万要小心，毕竟美容师是直接在你的脸上操作，若是专业度不足的话，造成的伤害可是很难估量的。平日我们也必须靠自己多吸收正确的保养知识，多翻阅皮肤科医师或美容专家写的文章来加强自己的概念。

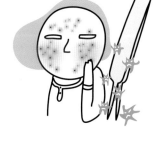

提醒**3**

注意美容师所使用的工具
是否经过消毒

一直以来都有新闻报导，因为做脸清粉刺而演变成全脸大红肿化脓，甚至引发蜂窝性组织炎的案例，这绝大多数都是因为细菌感染所致，除了有可能是工具消毒不完全或是环境不够干净以外，也有可能是痘痘粉刺里的痤疮杆菌感染到其他部位所导致，这也是为什么皮肤科医师一再建议粉刺痘痘挤不得的主要原因。因此，可以的话，**建议粉刺痘痘还是尽量不要借助任何工具去处理比较好。**

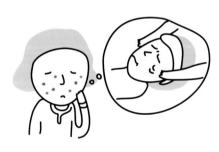

提醒4

长痘痘，就别再按摩了

　　按摩会刺激脸上的油脂分泌，所以过度的按摩就会造成油脂过度分泌，因此油性肌肤最好不要疯狂按摩。而干性肌肤，则要注意所使用的按摩霜是否过于刺激，以及按摩后是否已把按摩霜彻底洗净避免残留。而当痘痘发炎时，请千万不要再继续按摩了，以前ELSA就是在学习美容课程时，因为要不断的练习，且去角质按摩霜相当油腻，造成毛孔严重阻塞，后果就是痘痘越冒越凶。如果你的皮肤刚好有湿疹或干癣，其实靠做脸会变得更糟糕，此时更应该要避免做脸才对。

提醒5

痛，就不要持续自虐

　　已经发炎的痘痘，可千万别再使用任何工具去挖它了，那样只会造成更严重的物理性伤害，并增大感染的机会。会痛，就表示这不算是一个好的处理办法，千万不要再被那老套的"不清出来不行"给洗脑。

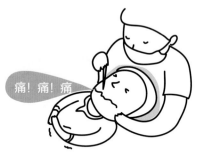

痛！痛！痛

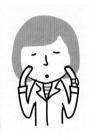

　　11年前当ELSA还是满脸痘痘时，也体验过做脸清粉刺的痛苦疗程，最不舒服的是额头，因为皮肉很薄，用针刺下去的时候真的很痛，后来才明白这是没有必要的激烈手段。

真实案例分享

从事口译工作的Olivia十分在意右边脸颊的坑洞，别人就算不说，自己每天照镜子却无法忽视，必须要上妆才能放心地外出。

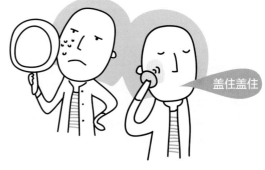

盖住盖住

Olivia初中开始冒粉刺，妈妈带着她去美容院做脸清粉刺，过一阵子又找了另外一家更大型的，收费更昂贵，可是正值青春期的她，鼻头、两颊还是清完后没多久又冒出非常多又明显的黑头粉刺。

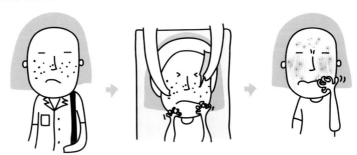

"清粉刺真的好痛！"这大概是去做过脸的人的共同心声吧？那我们为什么要忍受这些自虐的行为呢？"因为不清出来不行吧？"就算是，也没必要用这么暴力又有感染风险的办法。

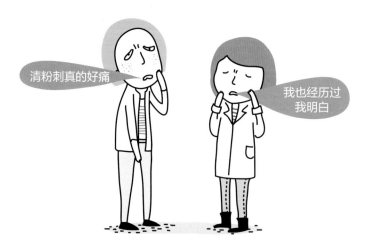

　　"ELSA，你看我的脸上的坑洞，会很明显吗？"确实是看得见的。"这都是我初中时期，每个礼拜去做脸留下来的痕迹，他们是用粉刺夹，夹我已经有脓的痘痘，夹粉刺还好，夹痘痘真的好痛喔，所以我的坑洞特别多。我应该要去激光治疗吗？听朋友说，激光治疗的感觉很像火在烧你的脸，所以我很犹豫……"

　　其实，坑洞靠激光治疗也无法一次完全平抚，如果你不想以后花更多钱弥补，请立即停止为了清粉刺痘痘而做脸吧！

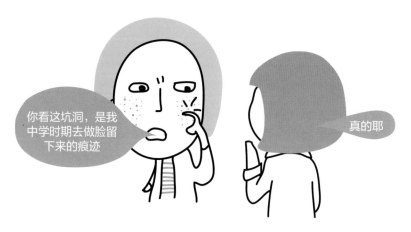

Olivia并没有通过做脸这件事情学习到正确的保养观念，于是转做果酸换肤，想不到因为之前做脸的关系，皮肤早已经严重受伤了。"果酸一抹下去，我马上就痛得大叫，他们很快地帮我把果酸从脸上处理掉，可是伤害已经造成，我从那时候开始就疯狂的冒痘，连平常不会有什么问题的额头区域也冒出非常多的大痘痘，听说这是正常的排痘现象，可是却一发不可收拾，并不是发一阵子就自动停止了。"

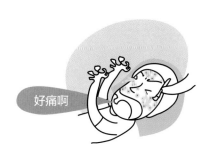

好痛啊

"我觉得果酸好像不是每一种肤质都适用！"当时Olivia也同时使用了一年多的A酸，因为不知道怎么做后续的保养，皮肤变得非常敏感。

开始工作后，为了让粉刺痘痘不那么明显，以及气色看起来好一些，所以天天上妆。Olivia到专柜采购保养品时，专柜人员看到她的脸刚好出了一点油脂，就直接判定她是油性肌肤，"因为我对自己的肌肤是属于油性还是干性的一点概念都没有，想说她比我专业吧？"最后采购了收敛毛孔的化妆水、控油洗面乳，结果，越用脸越干燥，越干就越出油，然后肌肤问题就越来越多。

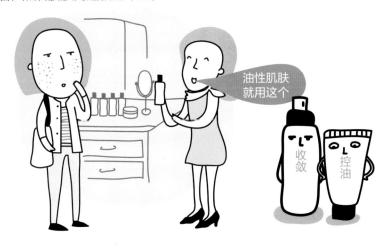

油性肌肤
就用这个

收敛　控油

> 认为别人比较专业，但其实你自己的感觉通常才是最准确的，通过详细观察、记录，你会发现自己越来越能掌握好转的因素。

　　对自己的肤况不了解，所以被误判了也不知道，然后买到了不适合的保养品，结果皮肤不但没变好反而问题更多。其实，很少人是真正的、单纯的油性肌肤，大多都是因为保养方式错误而导致的问题性出油，尤其是肌肤非常白嫩的人，会是油性肌肤的概率更低。因此，大多数的人在选购保养品时，买标识为一般肌肤或者缺水肌肤使用的就可以了，真正需要强力去油、控油的人并不多。而收敛毛孔的化妆水大多含有酒精成分，对于已经敏感缺水或是痘痘肌肤的人来说是非常错误的保养，请务必避免。

要经常观察自己的皮肤

　　早上起床的时候若是满脸油腻暗沉，就要特别注意一下了，这时要赶紧回想一下前一天晚上到底抹了什么在脸上，先拿掉太过油腻或是晚安冻膜这一类会阻碍肌肤代谢的产品，通常清爽度就会提升不少了。

　　真正有效的保养品，经过一段时间的使用，一定会有所改善，但是这改善不可能是一夜之间，而改善的速度也会因为肌肤好转的因素而逐渐变缓，所以这也是为什么建议大家每个礼拜都要自己拍照观察的主要原因，经过一段时间的比对，才能真正看得出来改善了多少。因为，绝大多数人都是缺乏耐心的，常会有人连一瓶保养品都还没用完，就急着否定产品的功效，这样反而常会错过了真正优秀的好产品！毕竟保养品不是药，更不是仙丹，妄想快速变好是绝对不可能的。如果你真的用到了会让你快速变好的保养品，那你才真的应该要小心了呢！（小心是不是添加了违禁品，例如类固醇等。）

经常观察自己肌肤的变化，是否一路往好的方向迈进，观察自己是否气色变好、全脸没有太大的色差或瑕疵，并且多注意水分摄取以及情绪稳定，对肌肤改善都有很大的帮助。

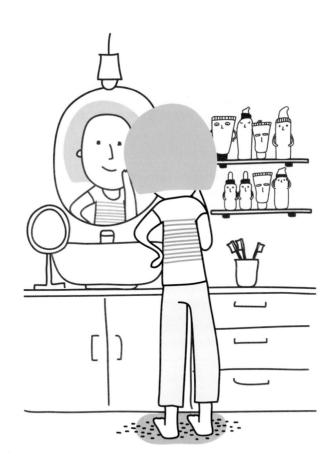

也许你身边不乏有这样经验的人，本来只是买了399元的体验价去做个脸，没想到被推销了一万多的保养疗程。开始消耗这些疗程的时候，又再度被推销了身体保养，包括推脂瘦身、海藻敷体，甚至是全身用保鲜膜裹起来，以为这样可以雕塑身材。尤其是刚变成上班族的女生最容易受到诱惑，常常都是先刷卡再说，结果还没到月底就开始烦恼有好多信用卡费要缴，而当真正觉醒的时候，却又怕去了会被再度推销，所以只好放弃最后几次的保养疗程，随便编个理由就再也不敢踏入那间美容院，也不敢接电话了。

如果口袋不够深，就量力而为

本来想享受当贵妇的感觉，但躺着时却一直被行销话术催眠、洗脑

以前ELSA去做脸的时候，会感觉在首次被推销时，美容师比较卖力帮我服务，等刷卡买单之后，接下来的服务就越来越随性了，但也会因为越来越有交情就不好意思说，慢慢地对于这样的保养方式失去信心。

疗程之外，还买了好多产品存放在店内

有些人还会因此紧张自己的产品会不会被其他的客人使用，如果担心的话，还是都自己带走吧。

疗程还没有做完，但产品已经用完，只好再买？

ELSA在痘痘时期会喜欢去做脸，也曾遇过美容师先斩后奏，因为看到我存放在那边的保养品快见底了，直接就自行帮我拆一罐新的(当然就是我们这些消费者要付费了)，当下会觉得有一点生气，也因此不愿意再去那边消费。

不该有的医疗行为不要贪便宜就接受

现在因为医疗美容非常流行，有的美容师会自行添购激光或脉恒光仪器，但这些都是属于医疗行为，一般的美容师不可以在没有医师在场的情况下操作，千万别为了贪便宜而忽视了安全性。尤其许多美容师还会帮顾客在美容院当中打美白点滴或消脂针，顾客万一在打针的过程中身体不适，而当场却没有任何医师协助，是非常非常危险的。

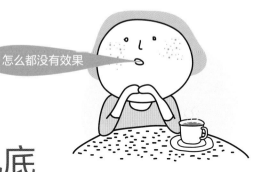

怎么都没有效果

保养品快见底
懒得买，越用越省

常见到制定了保养计划之后，有的人状况是突飞猛进，有的人一开始有效果，后来就越来越见不到大幅度的进步，这到底是为什么呢？

很多人说保养就像减肥，会有停滞期，但最常见到的还是不认真使用所造成的效果停顿，有的人会因为保养品快要用完了，一时没有预算买新的，就干脆2、3天才擦，或者每次都只用一点点，想当然这样产品效果也就很难显现出来了。

这个月吃太多大餐，
没钱买保养品了

保养品跟药物不一样，强调的是长时间的肌肤调理，而不是像药物今天擦了明天马上见效，虽然大家都是看广告来创造"我的皮肤也可以这么棒"的联想，可是保养品如果添加超过政府规定的剂量，就变成是违法的商品了，也不是一般渠道可以随意贩售的。

所以，**擦保养品一定要给自己三个月以上的时间来调整，要有耐心才看得到成果。**

小资女孩也能拥有名模般的好肤质

洗面乳重要No.1

化妆水可省略

乳液不一定要

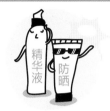

精华液和防晒不能省

面膜可省略

该如何控制购买保养品的预算？

好的洗面乳一定不能省

　　当你洗面乳用完后又还没补货，一定是浴室里有什么就用什么，这么一来很可能会立即感受到不舒服。因为洗面乳是每天早晚都要接触脸部的，一旦更换，感受一定最深刻。可能换个牌子你会觉得起泡力不足，或是冲水要冲很多次还是滑滑的，也可能洗完脸部变得紧绷干燥。

有不少容易冒痘的肌肤，因为习惯用的洗面乳刚好用完，就改用肥皂或其他号称抗痘的款式，结果冒出一堆痘痘的案例，除了乖乖去补货，还得附带对付痘痘的产品。强烈建议您如果预算有限，好的洗面乳是最不能省略的，少吃一顿大餐，就可以让你的脸舒服地度过半年。

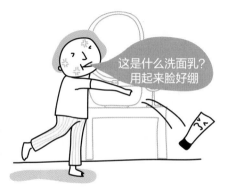

这是什么洗面乳？
用起来脸好绷

化妆水用完了，该马上添购吗

根据先前提过的，化妆水并非一定需要的保养品项，虽然便宜量多，但是擦了效果短暂，所以预算不够的时候，化妆水是可以最优先舍弃的，这跟很多人采购保养品的习惯是不是很不一样呢？改变一下预算的分配，肌肤会好得更快！

好皱的面膜

面膜只剩下一两片，该添购了吗
还是预算不够的时候先买最便宜的呢

便宜的面膜是有很大的风险的，宁可直接舍弃。

因为面膜制造的时候需要注意的事情非常多，甚至连贴在脸上的那块布都有极大的学问。好的面膜布料剪裁会更轻易地贴紧您的脸型，且不易脱落，而差的面膜布可能一点弹性都没有，甚至直接拿做湿纸巾的布来做面膜，常会发现贴在脸上松垮难铺平，只像是挂在脸上的一片破布而已，覆盖力、对脸部的拉提紧致效果都几乎等于零，更别说那些没有经过严密消毒就折起来的废弃布料了。

调理类型的保养品，例如抗痘、抗粉刺产品快用完了，
如果间断使用会怎么样呢

有些偷懒的人只要见到肌肤稍微好转，就觉得自己什么都可以不必擦了！像之前小胖的例子就有一点类似，医生开的药物只要让肌肤稍有起色，就擅自停用。保养品还好，药物随便停用，下次复发的时候很可能就要使用更强的剂量才能控制得住了。抗痘的保养品多半有抗菌效果，建议就算痘痘平了也不妨多擦几天，让毛孔的净化更彻底一些，但如果擦了会脱皮的款式就不建议这么做了。

鼻贴类的商品快用完了忘记添购，
也不要用粉刺针去挤

　　虽然黑头粉刺在鼻子上看起来很碍眼，可是还不至于马上变成发炎的痘痘，况且每天只要把脸洗干净、擦一些帮助粉刺代谢的保养品，固定去除老废角质，一样可以让它变得越来越细小，这样就可以等有预算的时候再买就好了。

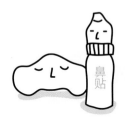

偷懒没擦，粉刺堆积比消除快

　　而调理粉刺与毛孔的保养品，就和洗面乳一样不能随便暂停了，除非你擦起来肌肤产生不适，否则我们的老废角质是每天都在堆积的，如果不每天净化，2、3天甚至超过一个星期才想到抹一次保养品，粉刺与脏东西堆积的速度比去除的速度还快，那肯定是粉刺越来越多，永远都无法真正改善。

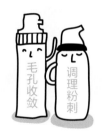

保湿产品，预算不够的时候
一定要先挑玻尿酸精华液

　　我们都已经明白肌肤缺水是因为玻尿酸大量流失，且缺水会引起干燥、敏感、脱皮、出油、毛孔变大、肌肤老化等非常多的危机，所以半天不保湿都不行呢！保湿产品有多种，包括化妆水、精华液、乳液、面霜、面膜，一定要选一个的话，那就非精华液莫属了，而且最好是具备多重分子的玻尿酸，同时具有良好的补水效果并兼具锁水的功效。

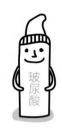

防晒产品呢

脸部防晒快用完了，一定要添购。身上的防晒就好一些，现在很多服装品牌都推出抗UV的薄外套、伞、帽，除非是到海边玩怕晒伤，没预算的时候是可以暂时省略的。

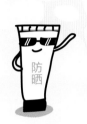

采购保养品的方式一般可分为两种

❶先解决最严重的，其他的慢慢增加(预算不足的人)。

❷一次买齐，肌肤好转快些，等好多了就可以一样一样抽掉，只剩下最简单的清洁＋保湿＋防晒(预算够的人)。

保养品一定要持续使用，而且通常需要一段时间才会看得到效果，那些号称可以缩小毛孔、淡化斑点的类型更是。要把钱花在刀刃上的话，那些锦上添花的噱头产品，甚至是会抵销效果、让皮肤变差的，就不必买了。

不适合的就丢了吧，
别为了节省反而弄糟了肌肤，
得不偿失

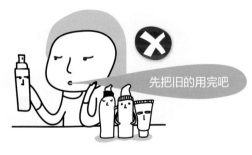

先把旧的用完吧

还有一种情况是，你明明知道手头上的保养品并不适合你，用起来既会刺痛干燥，皮肤也不见改善，可是你就是无法下定决心丢掉它，更换成真正适合自己的；也有人是买新的保养品之后就一直放着不拆封，想着我要先把之前的用完。这样的简朴做法如果用在不适合的保养品上，只会延误改善的进度，甚至是继续荼毒肌肤，造成更严重的问题，会更加得不偿失！毕竟脸只有一张，**舍弃错误，让好的保养品进驻到你的梳妆台，让正确的观念进驻你的头脑**。

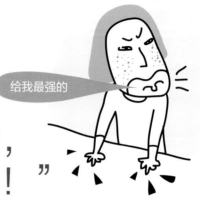

给我最强的

讲求速效：
"给我最强的，
多贵都没关系！"

保养品不是药，不能要求像药物般地剧烈改变。

那擦药不就好了？

当然不是！谁希望永远都擦药呢？

尤其某些问题通过擦药只能缓解症状，要防止问题发生还是要靠正确的保养！

> 保养品的剂量当然没有药物重，但不良反应也相对比较低，正确保养，才能彻底甩开不断擦药、吃药的风险。

有些保养品当中的有效成分同时也会出现在药物当中，只是保养品添加的剂量比药物少，一方面是保养品的效果不可以太剧烈，以免在没有医生指导的状况下胡乱使用，可能会造成肌肤更多的问题；另一方面，有些成分在不同浓度或不同配方下会有不同的效果，不良反应可能也不尽相同，因此某些在药学上的效果与不良反应，在保养品中可能不见得适用。

虽然保养品的效果通常没有药物强，但是前面的几个案例都是只擦保养品就大幅改善了，因为正确的保养可以防止问题继续发生，不需要搭配很强的有效成分，也可以逐渐改善肌肤。

ELSA之前满脸痘痘时也是如此，看过非常多皮肤科，只要购物频道的抗痘产品一开卖，就一定购买，什么方法都试过，但效果总是反反复复不见真正好转，后来才终于决定要认真面对保养这件事，舍弃擦了会脱皮的痘痘药膏，选择温和不脱皮的净痘保养品，搭配氨基酸洗面乳和正确的洗脸方式，花了将近十个月的时间彻底灭绝痘痘乱长。

很多人一定有类似的经验，就是**看了皮肤科或是擦了所谓的痘痘药后，只要一中断，痘痘马上会复发，而且通常会比之前更严重**，但若有搭配正确的保养而改善，复发的概率就非常小了。最强效的保养品，除非添加一些违法的成分，或超过法规限制的剂量，不然的话，再强也不可能强过药物，而且就算解决了当下的问题，没有搭配正确的保养观念还是没有彻底解决，以前皮肤出状况的时候，也是东买一个、西买一个，只要广告很吸引人就毫不犹豫地买下去，可惜的是，用到的痘痘药或是含药的抗痘保养品，很容易引起脱皮敏感，不见好转却又多了红肿发炎，实在是非常令人灰心。最后，还是得靠正确的保养方式恢复肌肤健康。

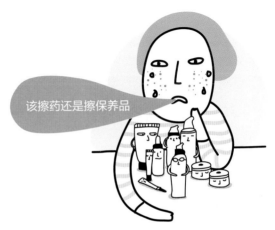

该擦药还是擦保养品

找不出问题症结，擦最强的药物与保养品都无法彻底根治

很多时候我们对于问题的产生毫无头绪，或猜错原因，就因误判而造成永远好不了的窘况。这时最好的方法是**干脆停用所有"目前让你感觉不出效果反而让脸变得更糟糕的保养品(包括清洁用品在内)"**，搜寻真正正确的保养知识，或是请教专业的保养咨询师，反过来一个一个检查自己到底哪里买错、想错还是用错了。

如果你的痘痘总是好不了，就要先把为什么会长痘痘的原因找出来，而不是一直沉浸在"一夕之间我的脸就变成这样了"的情绪，或是怪罪于"这东西擦了隔天就让我大暴痘"这样的说辞。痘痘是有酝酿期的，除非是过敏，**不然一定是你对脸部做了什么不该做的，或是没做好什么该做的，才会变成现在这样。**

偷懒，当然也不会有效果，要持续保养才能维持！

而就算你费尽千辛万苦，终于找到对的产品，但是却缺乏耐性，擦个几天没有明显效果就不擦了，或是犯懒，2、3天才擦一次，平常就供在一边；亦或是没有遵照使用建议，随便乱擦，甚至异想天开把不同的东西混一起用，这样通常效果会不如预期，就等于是浪费钱了。

好的保养品，首先最重要的是安全，然后才是讲求功效，所以在配方上会多方面考虑，务求降低刺激性、增加稳定度，再求取得好的效果，但这样也会使得效果比药物要慢一些。因此，**保养最重要的就是耐性与持之以恒的态度，**"没有丑女人，只有懒女人"这句话真正的意义就在这里。

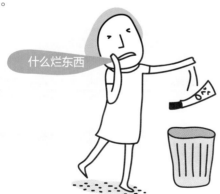

什么烂东西

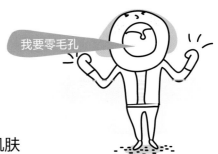

我要零毛孔

妄想从负分立刻变成满分肌肤

"我以前皮肤很好的,我可以回到以前那样吗?要多久时间呢?"
保养或使用药物或许可以让你回到80分状态,但是想回到100分,甚至120分,那是非常不容易的事情。你对保养品的期待值,不应该是广告上所呈现的成果,而是必须要打个折扣的。广告卖的是修饰过后的形象,也可以说是一个梦想。你的梦想能不能够实现,就看你把自己的理想肤质设定于怎样的程度。

"我只要不一直长痘痘就好了。"
"我知道斑点不会一次全部消失,但只要有稍微淡化我就开心了。"
这是属于比较务实的,也是比较容易达成的。

就像第一篇的案例主角——Angela,虽然痘痘脸好了,可是小凹洞还在,会有一段时间你觉得脸好得很慢,那是因为凹洞的修补本来就是一条漫长的路。

要有处理的先后顺序,一次全部解决是不可能的!

脸上同时有很多问题的人,尤其是已经煎熬很久的,当然都会很想快点、马上、全部解决!也有的人会想挑最碍眼的先处理,最常见的就是痘疤,所以就不管痘痘粉刺,直接买痘疤产品,甚至是干脆买一大堆遮瑕膏来掩盖,其他都不擦了。这样的解决方式形同自我放弃,还可能因为涂抹太厚重,全脸不透气而变得更糟糕,甚至延误了好转的时机。

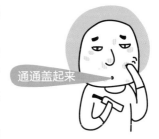

通通盖起来

依序解决，进步最快

依照下面的顺序处理，一方面可以循序渐进逐步好转，并且不易走冤枉路，另一方面也不用一次投资过多的金钱，不会堆积了一堆还不急着使用的保养品，更不必每次保养都要擦十几道步骤，让脸变得很黏。

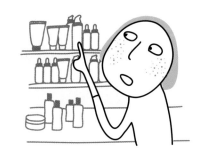

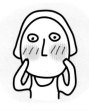

❶敏感优先安抚

重建皮脂膜的
健康程度

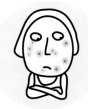

❷缓解大红痘

预防继续发炎

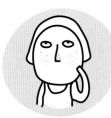

❸排除深层粉刺

避免再暴痘

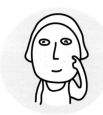

❹痘疤淡化

等痘痘平了
就开始处理

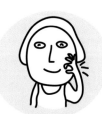

❺毛孔紧致

刺激胶原蛋白
增生、填补

为什么擦完一罐了都还没有什么改善？
天天照镜子观察很重要

　　照镜子，洗脸后摸摸自己的肌肤，颗粒感少些了吗？早上起床，镜子里的你有变白吗？还是变蜡黄了呢？更好的方法是定期拍照，比对每一张照片的变化，就可以看得出进步了。

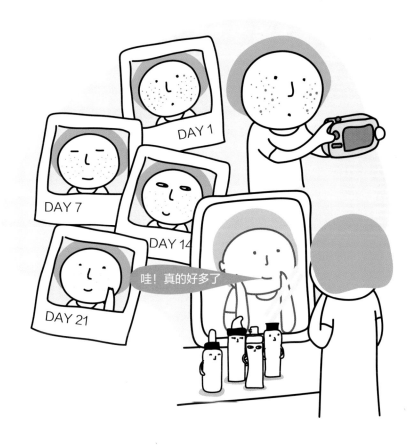

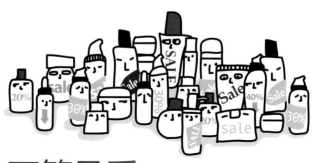

捡便宜，不管品质

中国台湾的保养品牌非常多，多到令人眼花缭乱的地步，虽然选择性多，但也因而竞争激烈。网络上常会看到超低价的广告。你是不是也喜欢捡便宜呢？还是你觉得脸只有一张，担心便宜货可能会坏了自己脸蛋？

所谓"杀头生意有人做，赔钱生意没人做"。

因此当厂商决定要贩售便宜的商品时，为了避免赔钱，就只能从制造端去Cost-Down，但是保养品制造过程中，有非常非常多需要精密控制的步骤，一旦Cost-Down，也会把品质给牺牲了。以下我们就来探讨一下保养品的生产过程，以及Cost-Down可能引起的问题。

站在行销的角度来想为什么会便宜？

→新品牌把知名畅销品牌当假想敌人，用低价抢市场。

→生产过剩，保存期限将至便宜促销掉。

→品项属性，卖贵顾客就不易回购。

→本来制造成本就不高。

捡便宜的风险

原料从哪来? 消费者无法知道葫芦里卖的是什么药

中国台湾本身很少制造保养品原料, 所以台湾地区的品牌大多是进口国外的原料, 例如从日本进口氨基酸洗面乳的原料, 从比利时进口杏仁酸的原料, 还有从韩国等地, 也用内地的原料进口。

不同国家制造的方式一定会有所差异, 而原料的纯度、是否添加其他便宜的成分混合在一起、萃取的方式、刺激性的高低、原料多久会变质变色, 另外还包括表面活性剂/乳化剂的选择, 都是我们一般消费者不可能得知的。**好的原料必定会增加制造成本, 但有好的原料才有可能制造出好的产品**, 用在脸上也才会比较安心, 所以保养品请千万不要只追求便宜, 毕竟罐子里面装的是什么, 也只有真正的制造者才明白。

风险2

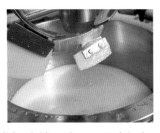

添加了多少?

保养品的原料成本, 会直接影响到成品品质!

像是有效成分的添加量, 是否真的足以发挥功效? 这可不是有添加就算数的。有些产品根本只是添加了一些香料, 让你闻起来好像是那么回事而已。为什么有时候成分与诉求都差不多的两瓶产品, 只是一瓶是大厂的, 一瓶是专门模仿大厂的小品牌, 价格会差那么多? 功效也完全不是同一个等级? 若我们先假设两个产品的成分表都有如实撰写, 原料也如实添加, 那么, 撇开品牌价值对售价的影响因素外, 为什么还会有这么大的价差呢? 最主要的原因, 就是制造商在有效成分添加量上的不同, 大厂牌为了商誉, 有效成分一定会添加到足够的浓度, 但便宜的产品, 则只是在一大锅中加个一两滴意思意思而已。这样的差异, 当然也会直接影响消费者使用后所感受到的效果, 这样, 用了和没用差不多的便宜货, 到底买得值得吗? 捡便宜, 听起来真的没有太多保障。

和其他的成分加在一起效果更好或抵销？

保养品的配方与制作流程，就像中药的药方跟熬制方式一样，需要专业且经验丰富的人来执行，也绝对不是把一堆有效成分都加在一起搅一搅就会有用，成分之间的相生相克，温度、pH、比例……以及对成品效果的影响，这些都是学问，也都需要经验的累积。ELSA常举一个例子，同样的食材与配料给你，为什么煮出来的菜肴就是和国厨级的厨师所煮出来的差很多？色香味都有可能因为经验跟技巧而离谱走样。

不过，保养品的好坏可不像食物好吃与否那么容易判别，就算是配方或制造的专家，光是通过气味、触感、状态，还有成分表的标识，也不容易判断得出一瓶保养品的好坏，更遑论一般消费者了。所以，**光看保养品标识的成分，其实完全无法判断出什么，既看不出成分比例，也看不到制造流程跟品质管理，更不会知道制造环境是否卫生，使用的水质如何等**。所以，买保养品真的不需要执着在"成分分析"这件事情上，因为就算是专家，也判断不出全貌来。两瓶成分表一模一样的产品，成分比例和制作流程不同，用起来的效果就会大相迳庭。

在怎样的环境下生产制造？

保养品的制造过程非常复杂，如果刻意降低制造成本，选择了不够卫生且器具设备不够完善的工厂来制造，品质管理也不够严格，对消费者来说更是没有保障。

保养品若是保存期限还没到，或刚到消费者手上就变质了，不好或是没有经验的制造工厂有可能连问题出在哪里都查不出来。

是原料出问题了吗？那是哪一支原料出问题了？

还是水质有问题？为什么水质会有问题？

是制造时锅炉的转速快慢影响吗，还是时间，还是制造量？

甚至是温度控制？冷却速度？充填速度？充填管口径大小？

一堆的问号，产品品质就在这充满不确定的因素中起起伏伏。

> 没有工厂愿意做赔本生意，若真要便宜到底，只好各个环节都降低成本，选用最差的配方、最少的有效成分，并以最强效的防腐剂来压制可能会产生的变质风险，这样一来对肌肤是非常不利的，还不如不要使用。

风险5

好可怕要小心

水质不够好，会影响整罐保养品的稠度、甚至导致油水分离

保养成分中水含量平均约70%～80%，水质好坏当然会直接影响到品质，水中所含的离子数若不能处理至低于一定的浓度，会严重影响产品的品质管理，如霜体、乳液体、精华液等，其稠度可能会因此降低，更可能因此造成稳定性降低而产生油水分离、凝胶等现象。

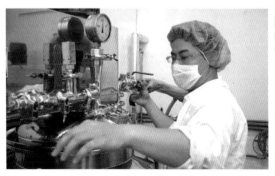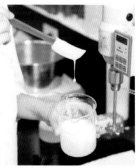

保养品制造的过程中有很多应该注意的，大家也许看不太懂，但是光是这些，就会让做出来的成品有好坏之分呢，ELSA的舅舅也常分享以下的经验：

❶输送的水管必须定期消毒与汰换(这是在水质监测中最容易被忽视的一环)。

❷落实制定的SOP(标准操作流程)，尽量减少不可知的因素，方能找出问题的形成原因(品质管理上最怕找不出问题点)。

❸每一产品尽量能在固定的乳化机生产，并通过固定的操作程序与重量控制。

❹冷却水温采用变化较小的方式冷却(如冰水机)，而非采用自来水冷却(夏冬的水温差大)。

❺不同批号的原料必须落实品质检测。

❻固定的充填条件(充填管大小、充填速度、充填容量、容器)，产品内容物有时会因不同的容器而发生不稳定现象。

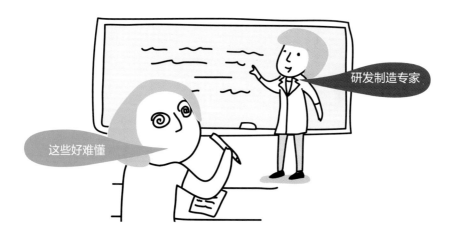

研发制造专家

这些好难懂

充填在什么容器里？

常买保养品的女生应该都知道，容器不只是为了好看而已，还必须兼顾维持内容物品质稳定的重责大任，有些成分不可以接触太多光线，所以会选用暗色的、不透明的容器，有些不能用玻璃，有些不能用塑料或亚克力，这些都与成分的特性有关，绝对不是想拿什么瓶子装就可以直接拿来装的。

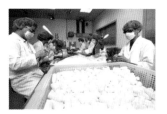

所以，身为消费者的我们想要拥有好品质的保养品，就要记得背后还有这些因素在不断影响着其质量，不要刻意去选择超低价位的保养品了，就像是新闻常报导廉价的面膜容易敷上去就刺痛、敷完脸红肿，没有工厂愿意做赔本生意，所以遇到要求低价制造的产品时，只好从各个环节都去降低成本，不管是配方、成分、防腐剂、制作流程、制作环境、品质管理等，处处Cost-Down的结果就是增加产品使用上的风险。

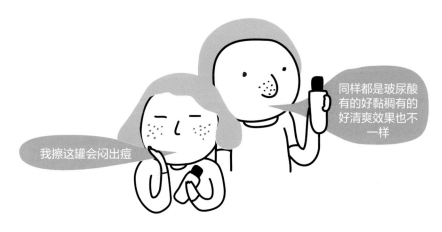

DIY的风险

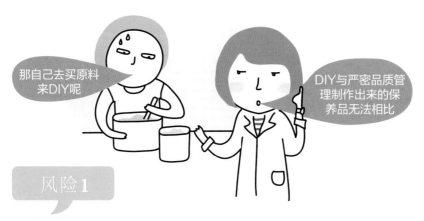

那自己去买原料来DIY呢

DIY与严密品质管理制作出来的保养品无法相比

风险1

原料来源

许多优质的原料都是进口商独家代理的，尤其是越有效果的，越不可能在市面上让一般消费者轻易买到，也无法得知每一次采购的原料品质是否稳定，来源为何。

所以不要自己买来一堆原料把自己变成调酒师一般在家里生产各种"保养特调"，并且分送亲友使用，万一擦出问题，可能就得找医师求救了。即使科班出身都尚且不可能在制造过程中担当重责大任，更何况完全没有经验的我们。

风险2

自行处理，容器清洁不易，保养品本身的抗菌、防腐不专业

食品有添加防腐剂，而保养品也是一样，否则很容易一下子就长细菌了。

防腐剂的选择是对配方设计者经验的考验，要考虑成本与产品安全性、稳定性(产品内容物及外在环境含菌量)。

在洗剂方面，因为是属于使用后以水冲洗掉(产品接触或停留皮肤的时间很短)，就算真的有一点点防腐成分残留在皮肤上，也非常的微量。但在面霜、精华液、乳液、化妆水等设计上，就需多加注意其刺激性，尤其是眼部的保养产品，这也是为什么眼部的产品比一般脸部的更昂贵的主要原因之一。

好的防腐剂价格高、刺激值低，但相对其抑菌能力可能就比较局限，因此可能需要以数种成分来搭配；而便宜的防腐剂，通常添加一种且浓度够高时，效果就会很好，也不需要辅助的成分，但缺点是刺激性高，且可能对人体有毒性。

有没有发现一个很诡异的情况？有时只加一种防腐剂的产品，成分表上看起来很单纯、很漂亮，但实际上可能是刺激性强的；而成分表上列了好几种防腐成分的，看起来好像加很多，但实际上却可能是相对安全的。

另外，成分表上没有浓度，所以很多人会以为成分单纯的就比较好，殊不知实际情况恰好相反，单一防腐成分的浓度，通常比复方成分的总和浓度还要高，且刺激性相对强得多。

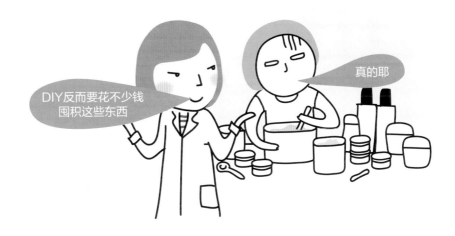

风险3

无法良好保存用剩下的原料

　　DIY保养品曾经流行过一阵子，现在应该很少有人这么做了，从很多角度看得出来，保养品DIY并不见得经济实惠。为了做一罐玫瑰化妆水，你必须要去化工商店买一整罐永远都用不完的抗菌剂，采集玫瑰花瓣熬煮，并且放在冰箱里怕腐败，算一算这一罐化妆水实际上你花费的总成本可能比你买一罐市售的还要高，且你并不知道弄来的玫瑰花有多少的农药，以ELSA的经验，一罐化妆水大概两周不到就已经臭掉了。况且即使是按照标准的流程来处理，你在家里制造出来的产品，也是不可以贩售的，因为并非正规工厂所制造，没有通过SGS检验，也没有经过专家指导。效果如何？能存放多久？也都不得而知。

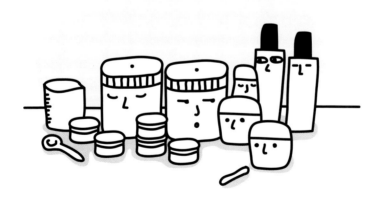

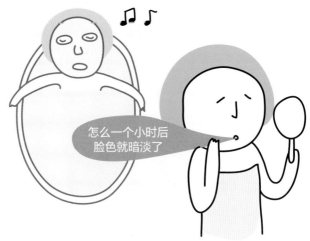

怎么一个小时后
脸色就暗淡了

脸色暗淡，以为
敷面膜就可以解决一切

　　有些人喜欢早晚都各敷一片，恨不得24小时脸上都挂着面膜，因为太喜欢刚敷完的水嫩感了，但是这样做真的好吗？就算有些面膜真的好便宜，天天敷也不会很伤钱包，但是这样的保养方式其实不太理想。为什么呢？因为大部分的湿布面膜其实只有软化角质的功效，无法做到长效保湿，且过于平价的面膜不但有效成分极为有限，又通常含有过量的防腐抑菌成分，长期使用对肌肤非常不好。

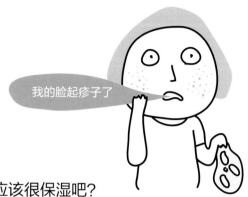

我的脸起疹子了

湿布面膜水分很多，应该很保湿吧？

湿布面膜是相当受欢迎的产品，尤其在我国特别受欢迎，但实际上这类面膜的保湿力大约只能维持一个小时而已，且因为其制造的成本高低直接影响到产品品质以及安全性，所以建议不要选择太便宜的款式。许多明星们也喜欢把敷面膜当成最重要的保养，这类的面膜多半含有面膜胶，一方面帮助面膜吸附于脸部不易脱落，另一方面可以增加顾客喜好度，以为稠度高的就是精华液的浓度比较高。可惜的是这些增稠的胶体，加得太多可能会闷住肌肤，也可能会引起肌肤刺激感，再加上香料、布料消毒灭菌不够彻底、使用方法不当(敷着睡觉)，敷了后引起过敏是比较常见的状况。

如果一定要敷，建议选择中等价位以上的款式，且一次不要买一整盒，先买单片试几次，每次不要超过15分钟，因为面膜的水含量比较高，生菌的概率也提高，所以必须要在制造的过程当中加入比一般保养品还要多的防腐抑菌成分，因此，敷完后最好立即以清水冲洗，避免过多的防腐剂残留。

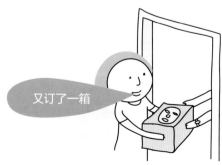

又订了一箱

敷面膜该应注意的三件事：

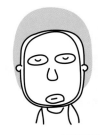
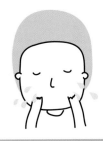
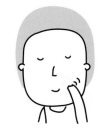

敷湿布面膜
每次不超过15分钟

敷完后
立即以清水冲洗

接着涂抹
玻尿酸精华液或乳液

敏感肌肤则非常不适合这样的保养方式，因为防腐成分可能会因为面膜布的覆盖所产生的封闭环境而更加刺激。一般肤质也不能只敷面膜而不擦其他的保湿产品，一定要记得敷完且洗脸之后，涂抹玻尿酸精华液或乳液等真正具有保湿滋润效果的保养品。有的人喜欢把精华液或乳液先涂抹之后才敷面膜，希望借此加强吸收，这样的方式虽然没有太大问题，但是敷完后仍然必须要洗掉再擦一次保养品。

事实上，湿布面膜的原理是利用覆盖，增加肌肤表面的吸收力(面膜里所含的大量防腐剂也同样被吸收)，但实际上这样也只能做到角质层的软化而已，无法真的将更多的营养成分带入肌肤里层，所以不需要敷得太久，敷着睡觉就更加不妥当，因为布料吸附的水分蒸发之后，就变成一块干掉的布，是会把脸上的水分更快速地吸走的。

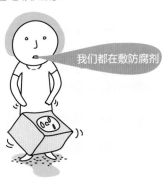

我们都在敷防腐剂

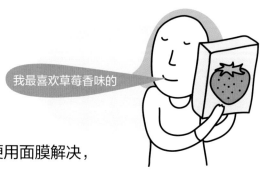

我最喜欢草莓香味的

肌肤出状况，不能随便用面膜解决，否则很可能会更严重

　　不妨实验看看，敷完面膜什么都不擦，一个小时之后，肌肤摸起来似乎是软嫩的(角质软化)，但是肌肤的表层却是粗粗干干的(面膜液都蒸发了)，加上面膜胶长时间闷住，脸会有一种微微的紧绷感，这样反而会妨碍后续保养品的吸收效果，原本的大量防腐剂也会一直停留在你的脸上，所以就算包装袋上面标识不用洗掉，或者根本没有标识，强烈建议还是洗掉比较好。以前还是豆花妹时期，我也会每天敷抗痘面膜，敷到伤口时真的很刺痛，痘痘也没有真的好转，当我越来越了解保养品的制造过程，现在只要肌肤有任何状况，第一时间已经不是赶快拿一片面膜来敷，而是赶快找适当的精华液擦了。面膜的花样很多，许多都是以香料来增添面膜的变化性，但对于敏感肌肤而言，香料也是刺激的主要来源之一。

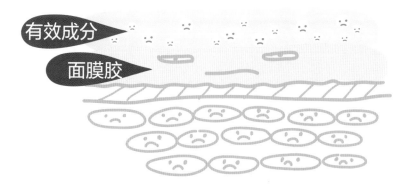

有效成分

面膜胶

面膜胶反而会阻碍后续保养品的吸收

敷完面膜，洗掉是必备的动作

敷个面膜可以让气色瞬间提升不少，尤其是刚起床，或者上妆前有空不妨使用一下，但是**不要期待面膜等于一整瓶的精华液**，因为湿布面膜的结构大多是防腐剂多、有效成分很少，剩下多为类似勾芡的胶体以帮助面膜吸附于脸上或创造浓度高的假象而使用，真正的高级精华液并非如此制造出来的，有效成分添加的剂量也绝对高于面膜，现今的面膜售价越来越低廉，别再幻想一片面膜能和一罐精纯的精华液有相同的效果。

ELSA经常会提醒已经满脸痘痘、伤口明显、皮肤又非常敏感的人不可以敷湿布面膜，因为防腐剂、香料的刺激性也会更容易通过伤口进入肌肤里面，发炎情况可能会变得更严重。

一开始总会有人反映："为什么？那我还有一箱怎么办？"

为了怕放到过期，看来也只好先送给肌肤健康的人了，真的想敷，过一阵子再说。

那我可以敷什么样的面膜？

答案是：痘痘期间，泥状面膜是比较适当的选择。

为什么呢？因为泥状面膜的水分少，所以生菌的概率也低得多，抗菌防腐剂可以加的更少，刺激性也会低很多。但是泥状面膜也不是每一种都适合缺水干燥敏感的肌肤使用，尤其是敷上脸不到一分钟就立刻干掉紧绷的款式，只适合油性、混合性(局部使用)肌肤，否则会更缺水、更容易脸部发痒。因为成分含有"高岭土"、"深海泥"、"火山黏土"，pH值大多在7左右，具有吸油及吸水的效果，可以吸取脸部多余油光，帮助粉刺容易浮出，痘痘也较快缩小。另外还有一些泥状面膜是不会干硬在脸上的，干燥敏感肌肤可以放心使用。

晚安面膜，睡觉也在保养

现今流行的晚安面膜，分成两种状态：一种是含有Dimethicone(硅灵)的混浊状冻膜，一种是完全透明的。建议痘痘肌肤尽量选择全透明的款式，以免厚重的闷热滑腻感，会在睡了一夜之后反而形成毛孔堵塞，轻则逼出许多小粉刺来，严重的话会导致毛孔内发炎形成痘痘。为了"睡觉也在敷面膜"这个看似梦幻的理由，也往往养出了很多满脸痘痘粉刺的睡美人！

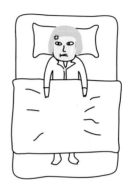

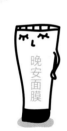

如果你一定要使用糨糊状的晚安面膜，请注意两件事情：

1.敷5～15分钟之后一定要马上洗掉比较好。
2.广口瓶的设计容易让水分散失，用了没几次就会看到内容物"缩小了"，所以开封之后就不要放太久了，避免最后真的抹起来更像糨糊了。

特别注意，如果前面已经擦了化妆水＋精华液＋乳液＋面霜，最后又抹上厚重的乳状晚安面膜的话，这样会非常容易造成肌肤负担，粉刺痘痘很可能会如雨后春笋般冒个不停。

如何鉴定湿布面膜品质的好坏

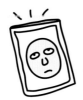

封口：
观察铝袋封口是否完全密封，有时候会发现封口处已经有开口小缝隙，代表已经有空气跑进去，这样的面膜应该直接丢弃了。

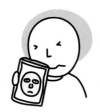

气味：
撕开铝袋，闻到的气味如何？是淡淡的香气还是扑鼻的怪味道？如果明明标榜某种香味，但闻到的却不是那么回事，只剩下原料本身的怪味，表示这片面膜可能封口还是有问题，气味已经散出。

布料：
取出面膜本身先别急着往脸上贴，先摊开检查整块布料是否没有任何黑点、泛黄的痕迹。如果有，表示面膜可能已经生菌或变质了，不可再使用。

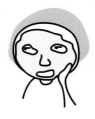

形状：
面膜敷上脸之后的布料是否容易展开、铺平，并且形状是否与脸型密合度高。如果一拉就松掉，形状也歪了，表示这个面膜的布料品质有问题，很可能是用一般的湿纸巾布料取代，一块歪扭的布挂在脸上，是不会有什么拉提效果的。

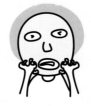

刺激与否：
贴在脸上一阵子后是否感觉刺痛或搔痒？如果是，表示成分有可能太过刺激，包括香料、防腐剂都有可能采用成本比较低的款式，护肤效果不可知但却也直接破坏了肌肤的健康。

面膜使用诀窍:

要先擦保养品再敷，还是先敷完再擦其他保养品？

面膜形态	使用时机	面膜功效	敷脸时间
泥状面膜(会干掉)	洗脸后先用	吸油、毛孔净化用	1~2分钟
泥状面膜(不会干掉)	洗脸后先用	美白换肤	15分钟
布类、片状面膜	洗脸后先用	湿润、美白、软化角质	15分钟
半乳状凝冻面膜	洗脸后先用	软化角质、润泽	5分钟
透明凝冻面膜	保养的最后一道程序	晒后舒缓、锁水	可敷着睡觉

是否洗掉	适用状况	使用频率	部位
要	粉刺、痘痘、 油性肌肤OK 敏感缺水不适合	一周2~3次	容易出油的T字
要	缺水、暗沉、 角质厚重者OK		全脸，避开眼睛四周
要	暗沉、缺水者或 妆前使用。 敏感肌肤不适合		全脸，避开眼睛四周
要	缺水OK 敏感、痘痘、粉刺肌肤 不适合常用		全脸，避开眼睛四周
不用洗	敏感缺水、油性、 干性、混合性皆可使用		全脸

没卸妆就洗脸？
99.9%会长粉刺

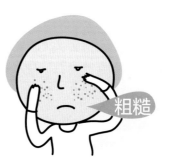

粗糙

如果你无意间发现自己脸颊有整片的闭锁粉刺，又刚好天天上妆、擦防晒隔离产品，极有可能是因为你的毛孔已经被"粉"给塞住了，无法正常代谢，加上跟油脂混合存积在毛孔内，刚好创造了痘痘细菌最喜欢的环境，细菌便在你的毛孔内茁壮滋生。所以只要遇到这种肤况，ELSA都会直接问："你有上妆的习惯吗？那你有卸妆吗？"

"没有，我没有上妆啊，我只有擦防晒隔离霜而已。"

"可是有擦防晒隔离霜就要卸妆！"

可以只洗脸，不卸妆吗？
当然不可以

有卸妆但不够干净，或是选用了不好的卸妆品，就足以让毛孔堵塞从而产生闭锁粉刺，若不卸妆只洗脸的话，问题只会更加严重，很可能痘痘粉刺齐发，而你却不明白为什么脸好不了，一直用抗痘洗面乳、擦抗痘药膏都无法解决。不爱卸妆，就等于是不爱惜自己的脸，毛孔不清干净，痘痘问题根本无从解决。

我只有擦隔离霜
可以不卸妆吗

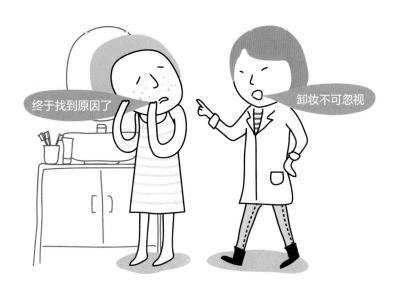

> 现在的防晒隔离霜、**BB**霜都和粉底一样，
> 含有油脂以及粉质，洗面乳无法彻底洗掉。

　　因为底妆都是含油脂甚至含硅油的成分，洗面乳并没有办法彻底把它们从你肌肤的表层溶解出来，一定要靠含有油脂的卸妆品才行(以油溶油的概念)。所以，只要有擦隔离霜、防晒产品，就应该要先卸妆、再洗脸。**如果光靠洗脸，就算洗很多次，也一样比不上卸妆产品对底妆粉体、彩妆颜色的溶出效果，只会更伤害皮肤而已。**男生也一样要卸妆吗？当然！我见过肌肤很好的男生，都是懂得天天擦防晒，天天都卸妆，而且选用的是很纯的卸妆油来溶出防晒隔离霜，所以皮肤可以一直维持细嫩光滑。

对卸妆油的误会

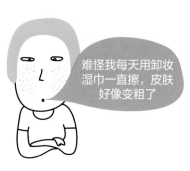

卸妆油不是很油吗

卸妆油，不是很油吗？

我用了长很多粉刺痘痘！

那是因为你用到不好的油，或是用错了方法。

卸妆到底要不要用油呢？最好是。

使用无油感的卸妆产品，就不能溶解彩妆了吗？

不一定，有的可以，但那是因为添加了其他比较刺激且容易伤害肌肤的清洁剂。

难怪我每天用卸妆湿巾一直擦，皮肤好像变粗了

你用什么卸妆？"洗卸两用、抽取式卸妆棉片、卸妆乳……"
OK，我们应该找到长粉刺的原因了，卸妆的学问不少！

可以只卸妆，不再用洗面乳洗脸吗

很抱歉，一样不可以。

卸妆产品就算再纯，仍然会有些许刺激性，且许多的卸妆油、乳被清水冲掉之后，油腻感还是须要靠洗面乳去除。

如果我们每天化妆、擦防晒或隔离霜、BB霜，洗脸之前的卸妆工作绝对不能省略，而且强烈建议分开进行，**不要奢望洗卸同时搞定，因为洗面乳和卸妆产品的制造原理跟清洁原理都是不一样的**，成分也不尽相同，洗脸是必须要让多余的油脂与油腻感快速移除，而卸妆则是必须要利用油脂来溶解脸上的妆，两者若硬要凑在一起，就变成半调子的产品，洗不干净也卸不干净，**如果你有两颊经常冒痘的情形，就该思考是否舍弃这样的偷懒行为，好好的先卸妆再洗脸吧。**

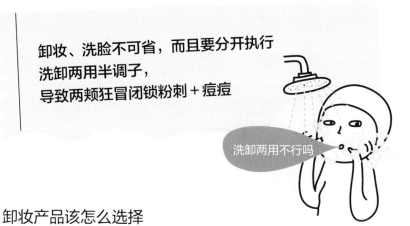

卸妆、洗脸不可省，而且要分开执行
洗卸两用半调子，
导致两颊狂冒闭锁粉刺＋痘痘

洗卸两用不行吗

卸妆产品该怎么选择

　　卸妆乳、卸妆油卸完之后太油，用洗面乳洗两次是必要的。

　　大多数的人在卸妆完成之后都只会洗一次脸，照理来说也是这样就够了，但是有一些乳化之后仍嫌油腻的卸妆油，或是用面纸擦了半天还是油腻感厚重的卸妆乳，是无法轻易靠洗一次脸就彻底去除的，这时可能就要使用两次洗面乳才能达成清爽感。

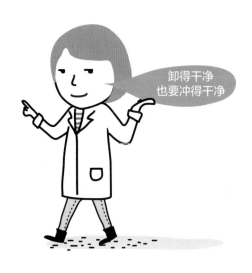

卸得干净
也要冲得干净

我适合哪种卸妆产品

卸妆品形态	产品特色	溶妆速度	对敏感或痘痘肌肤的摩擦力
卸妆乳/按摩霜	含油，已经过乳化。	可	需用化妆棉或面纸擦拭，痘痘或敏感肌肤不适合。
卸妆油	含油比例最高。	溶妆速度最快，轻轻按摩几下就可以溶妆。	不需要其他辅助擦拭小道具。
卸妆精华	含油比例稍低于卸妆油。	溶妆力较佳，但需比卸妆油再多按摩几下。	不需要其他辅助擦拭小道具。
卸妆水	含有亲水性油脂，但是油脂比例较低。	溶妆速度比较慢，需要多擦拭几次。	需用化妆棉擦拭，痘痘或是敏感肌肤要仔细考虑。
其他	不含油脂，但可能含有其他清洁成分(表面活性剂)。	不一定。	需用化妆棉等擦拭，痘痘或敏感肌肤力道要轻。

	刚卸完妆的 清爽度	后续 洗脸建议	备注
	即使用面纸或化妆棉擦拭，还是会残留油腻感。	后续使用洗面乳可能要洗两次才不油。但是第二次使用洗面乳的用量可以减半。	卸妆乳通常会有其他的清洁成分添加其中，对痘痘敏感肌肤来说可能会产生刺激性。
	品质纯的卸妆油，经过乳化之后清爽度是比卸妆乳更清爽的。	洗面乳洗一次有可能不够。	风险：不纯的卸妆油，可能加水乳化多次仍然油滑感明显，洗面乳需使用两次才可能获得清爽感。但也容易过度清洁造成肌肤干燥。
	清水冲个几次几乎没有油腻感。	洗面乳洗一次就可以了。	目前最为推荐的卸妆方式。
	非常清爽，但需多擦几回，产品本身消耗量大。	洗面乳洗一次就可以了。	
	因为必须添加清洁力强的清洁成分，所以使用后有可能会紧绷不舒服，也比较伤皮肤。	一定要再用洗面乳洗一次，并用大量清水冲洗，才能将残留的卸妆成分清除干净。	

卸妆一次够吗？通常不够

底妆如果偏厚重或是防水的话，请至少使用卸妆品两次，而越清爽或卸妆力较弱的卸妆产品甚至两次都还不见得卸得干净。

冲水次数也要足够，避免卸妆品或洗面乳本身残留

如果只是偷懒随便冲个两三下，残留是必然的。残留就容易堵塞毛孔引起粉刺或痘痘现象，因此冲水时绝对不能偷懒！最佳的次数必须要提高到二十次！

卸妆油一定要先加水按摩乳化？为什么不能直接擦掉或用大量清水冲掉呢

在卸妆油充分溶妆之后，用少许的水先将卸妆油乳化是很重要的步骤，不仅可以让之后更好冲洗，也会卸得更干净。乳化的动作非常重要，但是时间却是越短越好，所以**好的卸妆油选择，就是要溶妆快、乳化也快的**。

卸妆乳为什么用起来会有刺痛灼热感

因为卸妆乳原本就是属于已经乳化的状态，卸妆的力道会比卸妆油弱一些，但有一些卸妆乳的配方**为了增加清洁力而添加比较多的清洁成分**，导致原本看起来像奶油一样温和的卸妆乳变得刺激了许多，敏感或者已经发炎的痘痘肌希望可以暂时避免，**更不要轻易的擦拭眼部**。另外一种更令人不乐观的情况，就是该产品使用了刺激性较高的乳化剂，这种产品请千万要避免，劣质乳化剂对肌肤的伤害性是很大的。

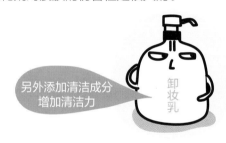

另外添加清洁成分增加清洁力

卸妆乳

卸妆棉片为什么擦起来会有干干绷绷的感觉

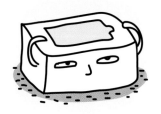

　　卸妆棉片因为含有的油脂分量比较少，甚至完全不含，**所以溶解彩妆的力道自然也稍微比较弱一点，为了增加卸妆的能力，多少会添加一些其他的清洁剂来帮助溶解彩妆，因此刺激感也会随之增加，所以擦拭之后一定要立即洗脸**，避免停留过久而让肌肤有粗糙干燥的现象，久了也会对肌肤造成不良影响。如果可以，这类商品建议出门在外较不方便又必须得要立即卸妆的时候才偶尔使用，不建议天天依赖这类卸妆品。

哪一种卸妆品比较不伤害肌肤

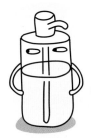

　　卸妆之后、洗脸之前，肌肤稍微残留有一点点滋润度，是比较不伤肌肤的卸妆品。如果卸妆完成之后非常干涩，表示添加了过多过强的清洁成分，那就很可能会伤害肌肤。可是这也不代表卸妆乳就是比较温和的，它只是状态看起来温和，实际上还是要看成分配方来决定，尤其是当中最关键的乳化剂。最温和且溶妆最快速的首推质地精纯的卸妆油，**只要用法正确，卸妆油其实并不像一般人误解的会让你长痘痘或粉刺，反而是油腻肌肤的最佳选择。**

当个聪明的发问者吧！
问对问题，保养有效率

当靠近专柜，或者上网买保养品，可能你是被代言人的美丽给吸引住了，也可能是你已经上网查看帖子许多次，很多人说好用就决定要购入，甚至是专柜小姐和你说好用你就买了(有谁会说自己家产品不好用的)。但是在买单之前，有些重要问题是非问不可的，如果你忘了问，那擦错就不能怪别人没告诉你。

每天擦美白产品，
为什么斑点越来越多

以下都是特别重要的问题，
记得一定要先搞清楚

白天晚上都可以用吗？

特别是美白的产品，大多会告诉你晚上使用，甚至白天需要擦防晒，但也有例外的。

一天要擦几次？或是多久擦一次？

有些产品是擦越多次效果越好，有的却不是这样。

可以擦到眼睛四周吗？

如防晒产品，化学性的防晒就不可以擦到眼睛周围。身体的防晒喷雾也不可以喷在脸上。

| 别"痘"了青春 |

有没有酒精？

这个你用闻的也许可以辨识出来，但有一些成分是闻起来像酒精的挥发性味道，实际上则无添加。所以看成分表会更准确一些。

每次要用多少的量才正确？

容器或者盒子上大多会写，也有的是会写"取适量"，到底多少才算刚好的量呢？需要几滴呢？这个问题你可以问问销售人员的建议或他人的使用经验。

如果我已经有保湿的精华液，那这瓶要摆在哪个顺序？

如果你买的是有特殊作用的精华液，例如柔敏打底的，就需要优先擦，接着再擦保湿精华液。

下列这些问题，问了不会有答案，可以跳过了

有效吗？

这个问题是完全没必要问的，因为所有卖东西的人都会告诉你有效，而且非常有效。比如说某某客人用了三天痘痘就消失了，这种都是听听就好了，因为每个人的痘痘严重程度不一，别人擦了几天就消，不代表你也一样这么快，可别自己爱问又爱相信，结果不如预期时又跑去找专柜人员理论。

好用吗？

没有人会告诉你难用的，除非是打算离职、恶意捣蛋的销售员，所以问了也白问。

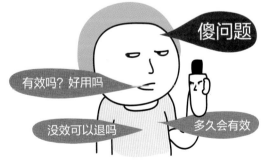

多久会有效？

多久会有效，这个问题可大了。某些类型的产品，再加上你使用正确，可能效果马上就会出现。但有些产品或问题本来就需要时间慢慢改善（如美白、粉刺、痘痘），且和肤质或严重程度有关，销售人员为了卖出产品通常会说出比较短的时间，造成你过度乐观，以至于时间到了效果却不如预期时，你反而会失去信心，甚至不再使用，那反倒有可能会错过了一个好产品。另外，如果你没有遵照使用建议，隔好几天想到才擦一次，当然也可能很久都不会有效果。

没效可以退货吗？

有没有效果的判定是很难的，就像除粉刺的产品，有的人觉得擦两天，粉刺就掉出来了，也有人粉刺卡得很紧，擦了一个月都毫无动静，牵涉到的因素很广，才刚使用不久就认定无效要求退费，对于店家来说也会很头大的呢。当场试用顶多能够确认香味、触感是不是你喜欢的，买回家之后，因为店员没有看到你怎么使用，争辩起来可就浪费很多口水了。保养品最重要的，是要安全地达到它的功效，急不得。

男生可以用吗？

几乎所有的保养品与化妆品都是男女通用的，不一定男生就是油性肌肤，还是要依照你当下的肤质状况来采购会比较好。

几岁可以用？

很多抗老化的产品会让一些即将迈入轻熟龄的人感到尴尬，因为不觉得自己需要对抗老化，又私底下希望自己的肌肤可以常葆青春。通常干燥的肌肤会老化得快些，到底几岁适用实在没有一个标准答案，就像有的人一笑就有鱼尾纹，可能就需要比同年龄人早些开始擦眼霜。

这个精华液可以取代化妆水吗？

不要笑，真的好多人这样问。

一般的保湿精华液的浓度都比化妆水高出许多，当然可以涵盖化妆水的效果。

可以晚上洗完脸只擦这一瓶吗？

这个问题也很难回答，比如说，我可以洗完脸只擦一瓶乳液吗？如果你处在纬度高的国家，没有过度出油、没有太明显的粉刺痘痘，需要油脂含量高的保养品，那当然是可以的。可是如果你是处于闷热潮湿的环境，肌肤问题又非常的复杂，那真的不建议只擦一个乳液或者只擦一个All in one的产品就睡觉。如果一定只能擦一个，**那么玻尿酸保湿精华液就是那个唯一不能省略的重要保养品了。**

卸妆的产品用完还要用洗面乳洗脸吗？

这个问题ELSA以前也问过专柜小姐，为了表示她们品牌的优点，所以硬是跟ELSA说不用洗面乳也没有关系，可是真的是这样吗？卸妆油这么油，听信专柜小姐的后果就是让ELSA的脸上疯狂冒痘。我们还是得有自己的判断力，合理的怀疑一下这些说辞吧。

它会让我长粉刺吗？

销售员一定会告诉你：不会。

但是，看完这本书，你应该可以更聪明地判断长粉刺的原因实在太多了，无法单纯的从你今天擦了什么保养品来判断。

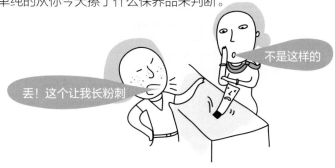

两种产品成分都一样，效果也一样吗？

当然不是。

保养品的成分表不能看出所有成分的浓度、比例，也看不出制造过程，更无法看出原料是从哪个国家进口的，是天然的还是合成的，纯度高不高，品质稳不稳定，所以成分表的分析很难判断一个保养品的好坏，还是得依照个人的需求以及使用的成果来决定。

买保养品的时候，一定要问清楚专柜人员这些商品的作用以及原理，如果说不出所以然来，宁可不要太快决定买回家。你问得太深入，可能这些专柜人员也无力招架，就开始自己猜想一些理由来作为回应。但若按照他们的建议使用一阵子还是没有改善，可能就不只是东西本身品质的问题，也许是当初在柜台咨询时都没有先了解你当下皮肤状况，就胡乱推荐你买热门产品了。

买保养品很常见的就是最近推出什么新品，专柜人员不管顾客皮肤是不是适合，通通叫大家买一样的这套，但是，错误或者不适合的保养品，绝对不会有你想要的美丽结果。

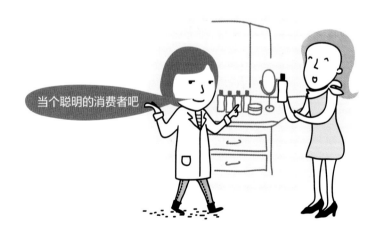

当个聪明的消费者吧

与销售人员过招

"这个是XX老师、明星推荐的，上过电视节目。"

上过电视节目不代表品质完全没有问题或者效果真的很惊人，通常电视节目会作出一抹上脸就马上出现效果的安排，但大部分的保养品是不可能这么夸张的。至于某些名人推荐，上电视特别拿出来说，看完节目还是先上网查查或者多问身边用过的人之后再下手买比较妥当。

"这个在网络上很红，很多网友推荐。"

你是否也很相信网友的推荐文章呢？如何辨识纯粹只是"拿钱办事"还是"真心推荐"？基本上，只要照片拍一拍，展示一下产品开箱的状态，并且只是单纯的描述"擦起来好舒服"或者"好水嫩"这样的句子，并不能代表长久使用之后肌肤真的可以改善。保养品必须要长期使用才能发挥功效，瞬间的触感和香味只能当参考而已。如果才刚上市就马上有心得分享，而且肌肤有惊人的改变，除非上市之前就已经先拿到并且擦了好一阵子了，否则参考的价值也是值得商榷。

"这个原本定价5000元，现在买一送三！"

这么夸张的行销手法，就是在逼你非买不可了！否则你会觉得亏大了。

等到你提着好几万块的保养品回家，隔天忽然清醒了觉得自己没事买这么多有必要吗？想要退钱的时候，还得伤脑筋编出一些理由。没有用过的保养品不要瞬间就刷好几万，可以和销售员说：我先想一下。去别处转转冷静一下，远离销售者的缠人功夫，想想自己是不是真的需要一次买个20多罐相同的东西？这么夸张的定价却最后卖这么便宜，表示定价也只是定假的。

怎样的销售员值得信赖并且可与她们多交流呢

❶能够在短时间内抓出你脸上的问题，而不是胡乱吓唬你："你皮肤很干"或者"你皱纹怎么这么多！"

❷销售员确实可以说得出所售产品的实际使用效果，代表你以后遇到使用上的问题可以请教她。

❸有能力解释她手上拿着的保养品的护肤原理，至少说得出所以然来，而不是只告诉你：擦了会变好或擦了痘痘会马上不见。

Chapter 03

让我们一起重修
4大保养学分

揭露保养连环错，初级生、进阶生必知

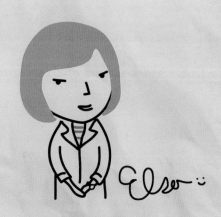

从Tina的保养连环错，揭露你以为的"差不多"，其实差别很大

越保养，脸越糟糕怎么办？
让我们从**Tina**的案例来看看怎么回事吧

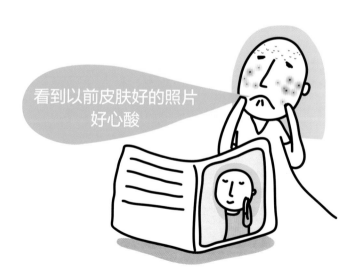

看到以前皮肤好的照片好心酸

从Tina的实例来看原因

"看到以前皮肤好的时候的照片，好心酸！"

Tina从皮夹亮出一张一年多前的自拍，皮肤白皙，跟现在全脸红通通、满是痘痘和痘疤，完全是两个人。

可是仔细一看，照片上的Tina其实当时两颊已经有很多白头粉刺了，所以，这样不叫作"皮肤很好"！因为，白头粉刺就代表你的脸上有很多的细菌了，也难怪会演变成现在这样。

ELSA不断地问她：你在"事发之前"的保养做了什么？

"每天用没有泡沫的洗面乳洗脸，再用洁面胶或其他洗面乳再多洗一次。"

"为什么要洗两次？"

"因为第一次的那款不会起泡，怕洗不干净。"

"OK，这是一个问题，等会儿说明。"

"洗完脸之后，我就擦化妆水、乳液。对了，我的乳液是有防晒系数的。"

"除了这个就没了？"

"嗯。"

"那你有卸妆吗？"

"没有，就只有洗脸两次，除非化妆，我才会用卸妆油。"

"嗯，抓到了两个错误观念。"

"卸妆油，你都怎么用？"

"我用按摩的啊，可以把粉刺推出来，所以我都按摩久一点……"

"嗯，第三个错。"

"接着我就洗脸，可是洗完都好绷，很不舒服。"

所以ELSA就直接跟着Tina到洗脸台前，让她示范洗脸。

这时又发现了一个问题：

"不挤多一点，没有泡泡啊，这样怎么会洗得干净？"

"那是因为你的手太脏了，洗脸之前，最好先用洗手乳把手上的油垢清洁一下，否则挤再多洗面乳也不容易起泡的。"

Tina半信半疑，把双手洗净之后，挤了比平常还要少的洗面乳，用双手搓开："咦？竟然泡沫这么多！"

洗完脸之后，我们开始擦的第一罐保养品是针对痘痘设计的精华液。Tina的状况是全脸有小痘痘及红肿，还有几颗特别大的有脓头；此时又发现了另外一个问题：痘痘精华用太少，只有一小滴点在脓头。其他整片的红肿范围也应该要擦到才对，因为痘痘细菌不会只集中在一个点上面，你必须要预防它蔓延扩散。

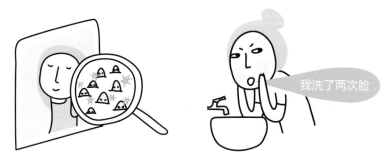

我洗了两次脸

说到这里，我们一共发现了Tina有好几个保养上的缺失，导致保养成效看不出来还让脸变得更干燥，痘痘的消失速度也变得缓慢。

缺失1 洗脸用品选错、造成肌肤负担

泡泡少没关系，但完全没有泡沫的洗面乳，洗净力较差，添加过多滋润成分，反而造成肌肤滑腻、毛孔负担。接着又使用凝胶类的洗面乳，洗净力恐不足以把原本的滑腻残留感洗净。

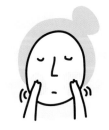

没有泡沫的洗面乳
清洁力较弱

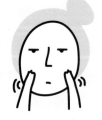

凝胶类的洗面乳
再洗一次恐过度清洗

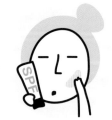

含SPF防晒系数的乳液
不可直接取代一般的乳液

防晒乳，别当一般的乳液擦

具有SPF的乳液，简单来说，就是防晒乳。这和一般的乳液是不可以同等看待的，也无法具有真正的保湿、滋润作用。

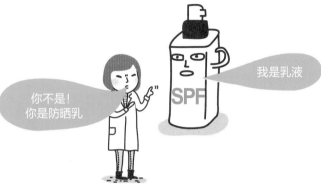

所以绝对不能当成一般的乳液来使用，而且，晚上是不需要擦防晒产品的，若误会它是一般的乳液，只是多了SPF防晒系数，以为可以当成日常早晚用的乳液，肌肤肯定会出问题。

因为防晒的产品多半含有化学性紫外线吸收剂，对于敏感肌肤而言是具有刺激性的，且擦了防晒，就一定要卸妆，因为内容物当中有很多洗面乳根本洗不掉的成分，更何况Tina使用的洗面乳洗净力非常薄弱，长久堆积下来，毛孔塞住形成了很多闷在皮肤里的"闭锁粉刺"。

以为自己皮肤还很好，其实已经有状况

从Tina对自己的肤况描述，表示她不了解肌肤现在发生什么事，也因此会拖延"急救"的黄金时间。等情况越来越严重，你要擦的保养品就越来越复杂，好转的时间会拉得很长。

当你看到自己有闭锁粉刺，你应该高兴不起来。因为它非常有机会转变成发炎的痘痘，也难怪Tina觉得自己的痘痘怎么永远都好不了，

一直发个不停，因为闭锁粉刺每一颗会怎么发展，代谢速度的快慢，有的变成小痘痘，有的肿很大一两个礼拜都消失不了，要控制情况，不是这么简单的事，也不是"随便找个代谢粉刺的产品抹一抹就好"这么容易，依照ELSA的经验，两颊大量闭锁粉刺(超过十颗)，就要煎熬一个月以上，何况Tina脸上这类的粉刺很难数得清，所以预告了她接下来粉刺还是会长，必须要发挥最大的耐性来解决。

缺失4 卸妆油按摩太久，你以为粉刺会全部掉出来吗

"对的！所以我都很仔细地按摩很多下。" Tina兴奋地说卸妆油真的把她的粉刺代谢出来，事实上可能只有那些本来就快要掉出来的粉刺有办法与卸妆油的油脂结合之后被溶出，95%以上的粉刺是不可能这么幸运就出来的，尤其是闭锁粉刺。

况且，卸妆油的油脂若成分不够单纯，添加了许多人工合成油脂，按摩越久，越容易再度把脸上的残妆、油垢脏污推进毛孔内，**正确的用法是感觉到每一个肌肤的区域底妆都被溶出就行了**，如果你刚开始无法分辨，可以试着分区涂抹，只要已经抹到卸妆油的脸颊，就会显露比较正常的肤色，痘疤或瑕疵也会变得比较明显，黑眼圈也会显露，和还没有溶妆的区域完全不同。几次之后，你就可以轻松感觉得出来是否已经完成溶妆，接着就赶快加点水把卸妆油乳化，再大量用清水冲掉！

多按摩几下
粉刺就掉出来了吧

该用多一点的精华液，却不舍得

保养品的用量是容不得你小气的，除非是眼霜或者高浓度的果酸类产品。举例来说：代谢粉刺的保养品，是可以全脸擦的(避开眼睛周围)。抗痘的保养品不要只点在最肿的那颗，要附近范围整个涂抹。而保湿产品更是不要舍不得用，一定要全脸、脖子都抹到。

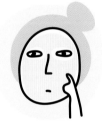

代谢粉刺的产品可全脸擦
(避开眼睛周围)

抗痘的保养品
要痘痘附近整个涂抹

幸好Tina在经过ELSA"挑毛病"之后，终于对保养有了进一步的认识，一个月都相当认真保养，现在朋友个个都说她先前很恐怖的脸，现在已经好太多了！从这个真实案例，我们可以清楚知道，观念错误、搞不清楚自己肤质状况、买到不适合的保养品、使用方法不正确，都会让你越保养越糟糕！现在，就让我们一起从青春期到成年，从保养初级生到进阶修炼，一步步学习吧！

写给保养初级生——青春期开始保养，零凹洞美肌达成

许多人到了年纪一把还是有不少错误的保养观念，直到猛然发现自己错了很多年之后，不禁感叹："要是我年轻的时候不去一直乱挤，现在就不会有这么多凹洞了！"或者"一直以为化妆水就可以代替一切，原来不是这么回事。"虽然说立即纠正可以稍微恢复肤质，但有一些当年的严重痕迹势必要花更多金钱才有可能稍微弥补。

我们的正确保养观念到底该从什么时候建立起来呢？答案是：青春期。因为青春期之前拥有Baby专属的粉嫩，没有大量出油的现象，但是一旦进入了青春期，我们的身体起了变化，脸上的毛孔也开始找你麻烦了。

有些爸妈会开始帮子女寻求解决办法，但也有些爸妈则认为青春期本来就是痘痘好发期，于是放任痘痘在小孩脸上恣意生长，影响了他们的自信与人际关系。

其实只要多一点关心，让他们从每天把脸洗干净开始(当然是要选对洗脸用品)，才不至于问题不断产生之后要花大把的钞票和时间解决。

我们就先来看看青春期到底为什么皮肤会有状况吧！

你做了什么，让青春痘更"精彩"了？

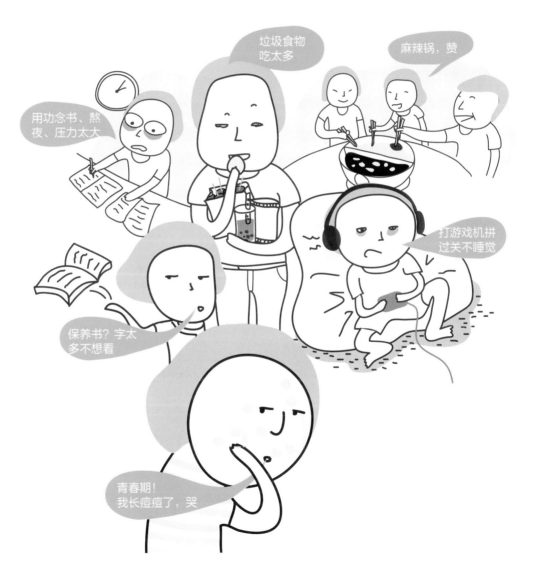

青春期狂冒痘的主要原因

谁规定青春期都是最丑的时候？
我不要！

❶学业压力引起(考试之前才拼命看书)。

❷饮食习惯(炸鸡、可乐、薯条、洋芋片、麻辣锅……这些都是年轻人爱吃的)。

❸睡眠不足(打游戏机很起劲，黑眼圈越来越可怕，连脸都懒得洗，牙也不刷)。

❹保养知识缺乏。

❺青春期荷尔蒙影响，油脂分泌旺盛(哭！我长痘痘了)。

所以，我们的脸就变成这样了！
妈！我要买保养品！

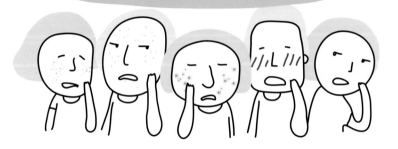

爸妈！我要买保养品

你是哪种类型的爸妈？

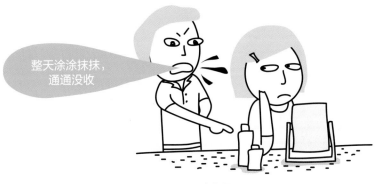

严厉型父母

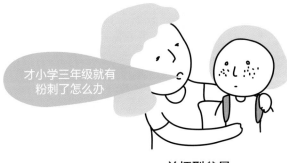

关怀型父母

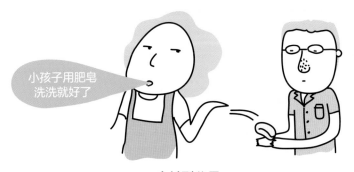

应付型父母

爸妈！别再没收我的保养品

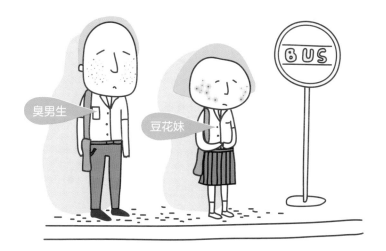

青春期是最需要保养的时候，也是建立正确观念的关键时期。请帮他们快速摆脱"臭男生、豆花妹"的封号。

"我上网购买的保养品，结果送到我家时，已经被我爸爸都没收了，好伤心。"

"可以不要给我袋子或是外盒吗？我全部都塞在书包里就好，不想让家人发现。"

受到发育期间荷尔蒙影响，油脂分泌比儿童时期明显增多，许多女生小学三年级就开始冒粉刺跟痘痘了，以往在家里可能都是用清水洗脸而已，并没有养成保养习惯，遇到突然来临的肌肤状况，自然也很难取得适当的解决办法，此时更有赖家长们的主动关心。这个年龄因为皮脂腺分泌旺盛，功课压力大，念书熬夜都可能让脸上的痘痘越冒越多。如果小女生遇到生理期，也有可能焦虑或心情受影响而表现在皮肤的表面。家长不妨体谅他们爱美的心情，陪他们一起度过。想把自己打理干净并没有错，脸与身体感觉清爽，读起书来肯定效率加倍。

不要擅自帮忙挤粉刺

迈入青春期，出油之外，鼻头也开始出现一些小黑点、黑头粉刺。有的妈妈因为自己的保养习惯也是"自己来"，所以会想要动手帮小孩挤粉刺，强烈建议不要这么做，因为疼痛不适让子女对保养产生排斥的念头，也容易留下疤痕。

最简单的保养方法就是从清洁开始。

挑一支温和的洗面乳，早晚各洗一次，可以减轻粉刺的堆积。

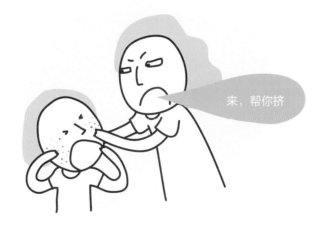

来，帮你挤

帮助子女建立正确的保养观念，帮助他们恢复自信

学校教育并没有着重在青少年的肌肤问题上，可是这时期的男女生因为开始会在意自己的外表以及别人的眼光，面子问题对他们而言相当重要，建议可以采购一些关于保养的书籍当作课外读物，让他们明白干净的打扮有助于提升自己的交友、人际关系。曾经有个朋友说自己初中的时候因为长了

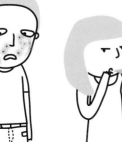

我不想和你交朋友，因为你的脸很脏

满脸粉刺，女同学直接当面对她说："我不想和你交朋友，因为你的脸很脏。"也有过初中的女生来找ELSA讨论保养，一坐下说没两句，眼泪就掉下来了，表示自己的皮肤是全班最糟糕的，所以心情一直都大受影响，课业也因此一落千丈。

2013年3月有一则非常令人震惊的新闻：初中生被笑满脸痘痘，于是拿着凶器对嘲笑他的同学动手，这个极端的新闻事件震惊了很多老师与家长，也逼得大家得更加正视痘痘对年轻学生的自信心影响有多大。

一堂无聊的自习课，变成学生们争相发问的保养课

某次在自习课上，学生们原本个个都趴下来睡觉，对于拿书出来温习显得意兴阑珊，而代课老师Eric刚好正在阅读ELSA的保养书，被眼尖的学生发现，有个学生忽然举手："老师！请问要怎么清粉刺？"于是那一堂自习课变成了保养课，大家争相发问平常课堂上完全没有机会认真讨论的保养话题，包括了出油、粉刺、痘痘、毛孔粗大、敏感、痘疤，这些正值青春期的孩子们非常渴望解决自己脸上突如其来的各种烦恼，但是学校教育很少在他们的青春烦恼上多着墨，除非是美容相关科系，我们后续会针对这几个主题该如何保养作出建议。

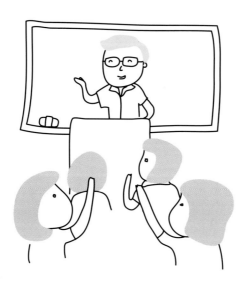

❶深层去油？完全标榜青春痘皮肤适用的超
　强去油单品不一定就合适。

　　市面上的保养品大多会以年龄层或性
别来区分，这是比较笼统的分法，不见得
青春期就一定只有油性肌肤存在，反而皮
肤敏感干燥泛红的不在少数，所以青春期
的保养品不是光买一些强力去油的就会对
痘痘有抑制效果，敏感肌肤可能因此更加
干燥不适。

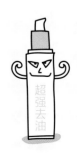

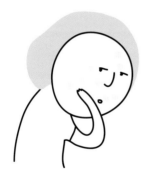

❷痘痘贴：不能长时间使用，闷
　住已经发炎的局部不是好事。

　　建议痘痘肌肤尽量处于
通风良好的环境，不要使用太
多东西覆盖比较好，近年来不
乏长时间使用痘痘贴之后所引
起肌肤溃烂的新闻，如果一定
要用的话，也要看清楚产品包
装的标识。

❸妈妈的比较高级？请家长尽量不要分享自己的保养品给他们，尤其是
　过于滋润的类型。

　　妈妈用的专柜高级保养品交给孩子使用，会发现问题并没有解
决，因为适合您的不见得适合青春期的少男少女。

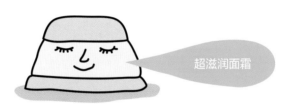

超滋润面霜

❹做脸？No！不要优先考虑做脸，青春期的肌肤问题靠单纯的选对洗面乳就可以解决大半了。

青春期的子女因为荷尔蒙影响，油脂分泌旺盛，尤其是女生，从小学三年级就可能开始有黑头粉刺跟额头的闭锁粉刺，妈妈常有的反应就是"带你去做脸"。可是其实做脸有太多不恰当的方式，为了挤粉刺痘痘而去，往往换来的就是满脸痘疤。有的父母甚至自己动手帮子女挤痘痘粉刺，吓得子女躲都来不及。

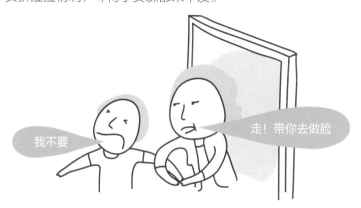

我不要

走！带你去做脸

❺不要让他们擅自买太多廉价的面膜，也不要天天使用面膜。

敷着面膜上网、写功课，常常会敷到忘记时间，等想起来面膜已经干掉了，肌肤的保水度反而会下降。且廉价面膜对肌肤的伤害非常大，千万别从小养成天天敷的习惯。

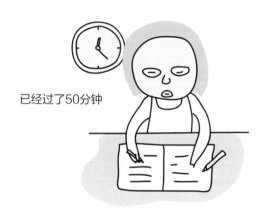

已经过了50分钟

| 别"痘"了青春 |

打从青春期，你的脸就出现这些症状了吗？

1. T字部位(草莓鼻、出油)

出油、长粉刺怎么办？

T字部位出油的概率是U字部位的很多倍，所以这边的毛孔通常是被油脂颗粒塞住之后变成硬硬的粉刺，**经过空气氧化，表面变黑而被称为"黑头粉刺"，也就是俗称的"草莓鼻"**。黑头粉刺由于已经露出肌肤表面，所以细菌含量比较低，大部分不会演变成发炎的痘痘，但是占据在毛孔内时间过长，容易把原本漂亮且细致的毛孔撑大而逐渐松弛，所以必须要通过加强去除老废角质、收敛毛孔、抑制油光分泌、正确洗脸来"预防"，而已经产生的黑头粉刺可选用天然成分做成的鼻贴来进行拔除。**拔粉刺若方法正确，并不会让毛孔变大，反而是以工具或手去挤会让毛孔受伤形成小洞。** 除了鼻头以外，鼻梁上山根处也会藏有不少细小的粉刺，这是比鼻头更难灭绝的区域，建议洗脸之后，可以擦一些加强粉刺代谢的精华液，但需要发挥耐性，不可能擦两天粉刺就完全消除，此处的粉刺也不建议用针挑，因为太多了，会相当耗费时间与力气。

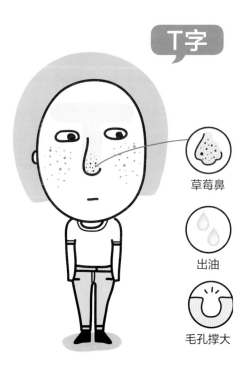

草莓鼻

出油

毛孔撑大

U字

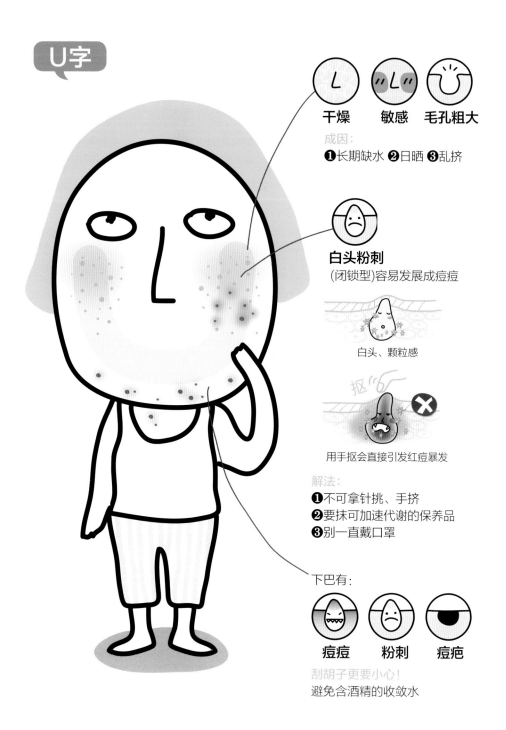

干燥　敏感　毛孔粗大

成因：
❶长期缺水　❷日晒　❸乱挤

白头粉刺
(闭锁型)容易发展成痘痘

白头、颗粒感

抠

用手抠会直接引发红痘暴发

解法：
❶不可拿针挑、手挤
❷要抹可加速代谢的保养品
❸别一直戴口罩

下巴有：

痘痘　粉刺　痘疤

刮胡子更要小心！
避免含酒精的收敛水

2. U字部位（两颊白头粉刺、毛孔粗大、红色痘疤、敏感泛红、下巴脖
  子胸口有痘痘）

U字部位往往有很多症状同时存在，因为这里的肌肤比较缺乏水分，所以保湿的产品得多抹一点。

两颊白头粉刺：白头粉刺就是所谓的闭锁粉刺，你无法靠针挑或手挤甚至拔粉刺的产品清除，只能靠加强代谢的方式让它逐渐往上排出。

白头粉刺也因为还没有接触空气，所以不会氧化变成黑色的头。但是摸得出圆圆的、钝钝的形状。通常涂抹一些代谢粉刺的保养品之后，会逐渐摸起来变得比较硬，或许到时候你可能不小心手抠到就会自己掉出来了。但是仍然不建议用手去抠，因为里面的**痘痘细菌非常多，抠破是肯定会蔓延到其他区域的，**这样不管擦什么都会很难痊愈。研究生Marvin就是一个例子，长痘痘粉刺已经是很长时间的事情，所以上了大学之后，上课时不断的摸脸抠粉刺变成一种乐趣，甚至抠到见血，所以脸上都是红色的伤口，有的转变成黑色的痘疤。

这个抠粉刺痘痘的毛病直到女朋友带他来找我做保养建议的时候，终于愿意改掉。毕竟开始懂得擦保养品之后，花的是自己辛苦打工赚来的钱，再这么抠下去就真的很对不起自己了。

下巴、腮帮子的痘痘总是好不了？

这个区域的痘痘往往跟你爱吃油炸食物、喜欢带口罩遮掩，或者洗脸根本没有洗到有关。如果你有擦隔离霜、防晒产品的习惯，卸妆的时候一定要仔细清洁到下巴以及两边脸颊下方的区域，洗脸也一定要洗到这个部分，并且确实把泡沫冲干净。

男生一定要让刮胡刀常保干净，有痘痘的时候一定要避开，否则划破了痘痘，那些血水组织液含有的细菌也是会蔓延开来，刮完胡子不一定要使用含有酒精的收敛水，因为那可能会让肌肤刺痛不适，可多擦一些玻尿酸来预防脱皮。

注意！· ·

洗卸时容易忽略此处而残留油脂，长久堆积易冒痘！

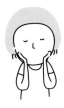

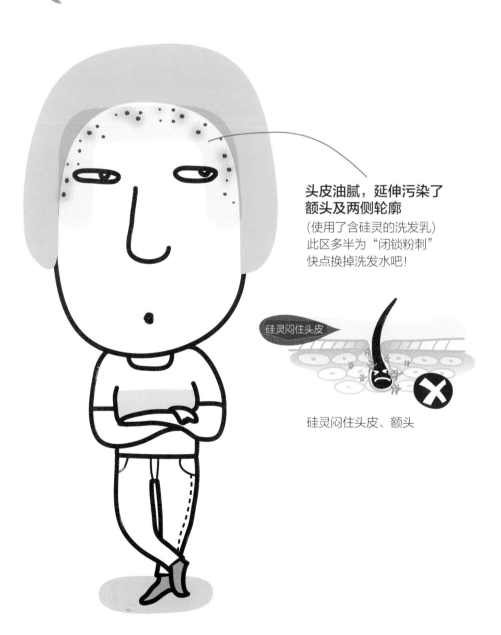

3. ∏字部位(头发油腻，边缘都是痘痘)

∏字是ELSA自己取的称号，也就是ㄅㄆ∏的∏。代表着头发覆盖到的部位，包括发际边缘。我经常看到头皮油腻泛红却不在乎的人，因为保养品只买给脸用，头上、身上似乎不太重要。如果你也这样忽略∏字区域的话，那未来很有可能头皮会越来越脆弱，掉头发的概率也会增加不少，加上给人家的印象总是臭臭脏脏的，那么你的人缘可能也要小心了！一到夏天，每天洗头是一定要的，洗脸的时候也可以稍微让洗面乳接触到头发边缘的头皮并且冲干净。头皮的痘痘因为不方便擦痘痘药膏，所以可以采购一些喷雾式的保养液，例如含有青柚籽(Pam Extract)或者Zinc PCA成分的头皮调理喷雾都是不错的选择。

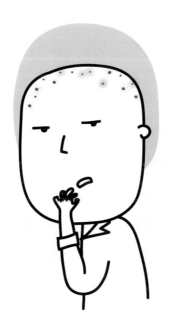

头皮红红的，还有痘痘

保养进阶生，重修4大学分，提升保养效率

学分
1

搞对肤况
明白自己真实的肤质状况，
而不是死板分类。

1.最多案例：

误以为自己是油性肌肤，买了超强去油肥皂洗脸

我到底是哪种肤质？如果搞不清楚，我就不知道该买哪种保养品？其实不用这么紧张。

虽然一般最简单的划分方式就是：干燥肌肤、油性肌肤、混合性肌肤、敏感性肌肤。这可能跟遗传有关，有些人天生就是白嫩不容易出油，就算用清水洗脸好像也可以过得去，有些人是怎么洗怎么出油。进阶一点的分法，**大多数的人肌肤都是属于"混合性"**，并不是单纯的油或干。有的人会是"混合偏干燥"，或者"混合偏油"，可是这一切都不比后天环境影响来得大，或许你也一样大多时间身处在中国台湾，容易出油长痘痘，但是到了冰天雪地的地区就出现极为干燥甚至会裂开刺痛的现象。

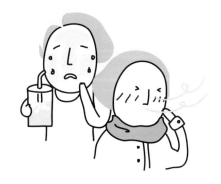

工作与居住环境气温会影响很大

只要所处的气温到了28℃以上，皮脂腺就会分泌油脂了。气温每升高1℃，就会提高10%的出油量，所以干燥肌肤一样会有出油的时候，高温的白天就可以暂时舍弃太油腻的乳霜类保养品。

就像之前小胖的例子，他本身应该算是敏感缺水的肌肤，只是因为长时间处于油腻闷热的厨房，容易逼出更多汗水和油脂分泌，却因为不知道怎么清洁而大量冒痘痘，若是直接判断自己是油性肌肤，拼命的买控油产品，结果一定会搞得肌肤更不舒服，此时反而是要加强保湿，用温和的洗面乳来洗净油光。

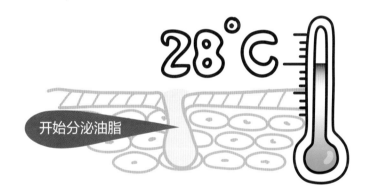

这样的对话经常发生，大多数的人以为只要稍微出油，就判断自己是"油性皮肤"，然后就疯狂采购去油力强的产品，搞得脸上油水大失衡，缺水的同时也刺激皮脂腺分泌更多油光，状况越来越糟糕，这样下去，不油也被你洗成油脸了呢。多数的人都是混合且状况复杂的肌肤形态，不要因为自己两颊长了几颗痘痘，就觉得一定是油脂太多造成的。

补擦(或喷)化妆水是完全没有办法弥补的，因为化妆水无法真正的维持肌肤长时间的湿润度，一直喷，一直蒸发，脸只会更干燥而出油。

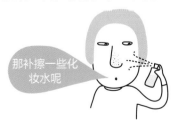

所以我们不需要这么硬邦邦地去划分肤质，而是以"我现在肌肤发生什么状况"，并"视状况采取正确的保养方法"来采购保养品就可以了。

万一你误会自己是"天生的"油性肌肤，买了油性专属的强力去油保养品，那就肯定不会好，只会更糟。现在就回头看看自己桌上的那些超强去油的洗面乳，再看看自己泛红、脱皮、不舒服的脸，就可以明白这些东西并不适合你。

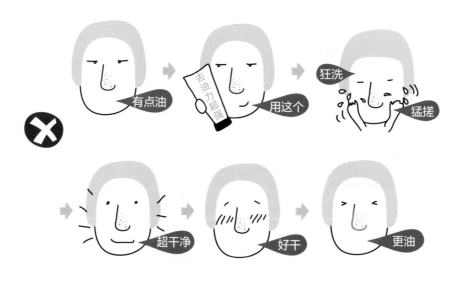

2.我脸上的是痘痘还是痘疤？分不清楚怎么办

每次看到脸上红红一片，夹杂着白头粉刺、痘痘的肌肤，然后看他们要买的保养品已经是抗痘疤的就会想要阻止他们。

太快了，你现在擦抗痘疤的产品，可是脸摸起来还是有好多肿起来的痘痘，这不算根本解决问题。

那我怎么分辨是痘疤还是痘痘？

伤口完全愈合，毫无开口，只剩下粉红色、褐色的痕迹，那是受伤后色素沉淀的痘疤。

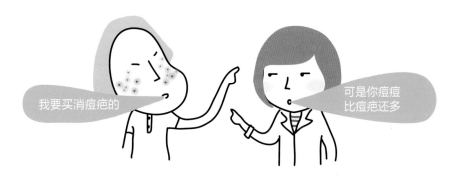

我要买消痘疤的

可是你痘痘比痘疤还多

如果整片泛红，还是有凸起物(也就是痘痘)，而且有的还有白色脓头，就是脸部还在发炎。这种时候，首要任务是消炎、抗菌、收敛伤口，并不是马上涂抹美白、消除痘疤颜色的产品。因为美白的产品很多是通过老废角质剥落的方式来进行，可能会有刺激性，抹在发炎的伤口处是会让皮肤变得不舒服的。更不要试图在满脸痘痘的时候，就选购激光除痘疤的疗程。

你的脸为什么好不了？

先消痘痘，再处理痘疤，就不会一次涂抹太多东西而搞得自己心浮气躁。

ELSA观点

3.以为粉刺很多，可是都拔不出来，结果其实是毛孔

"为什么我擦抗粉刺的精华，擦了两三个月，一点效果都没有？"

那是因为，你没有什么粉刺！根本选错保养品！

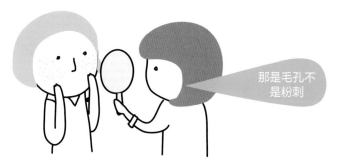

你该用的是"让毛孔细致"的保养品，而不是"让粉刺排出"的保养品。

如果你还是分不清楚这两种保养品有什么不一样，那就干脆选择同时含有"乳糖酸及低浓度杏仁酸"于一罐的温和换肤产品，因为它可以让你同时达到这两个目的。

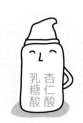

很多人都误认为自己脸上的小黑点是粉刺，于是就用力的去挤鼻子，挤了半天好像也没有什么东西，但毛孔也就会因挤压而变得更松弛扩大。该怎么判断到底是凸起的粉刺还是凹进去的毛孔凹洞呢？摸摸看比较准确。只要摸起来是平滑的，挤不出什么的，那就千万要停止这个让毛孔受伤的动作了，一直擦代谢粉刺的保养品也不会有效果，而是要想办法赶快使用能刺激胶原蛋白增生的保养品，帮助毛孔恢复细致才对。

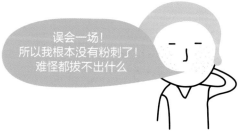

另外一个可能就是，摸得出来，拔不掉，表示你的粉刺属于闭锁形态的，不需要再买拔粉刺的产品了，而是要先找出原因，并且加速代谢，让粉刺快点排出。

4.脸红红的，那不是痘疤吗
（不只，除了痘疤，皮肤正处于敏感泛红）

痘疤和敏感泛红往往是一起发生在痘痘肌肤上的！

所以，不要只有疯狂的抗痘、用力洗脸、狂擦痘痘药膏，而是应该要优先把泛红的问题解决，否则皮肤的保护膜不断处于受损状态，痘痘细菌还是会轻易的入侵，肌肤的保水能力也会变得非常薄弱，水分不断散失，油脂分泌也跟着旺盛了起来，一连串的问题就这么不断发生着，永远没有停止的一天，建议可以先擦些对抗敏感现象的保养品来打底，再使用抗痘的产品。

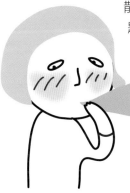

脸红红的，
那不是痘疤吗

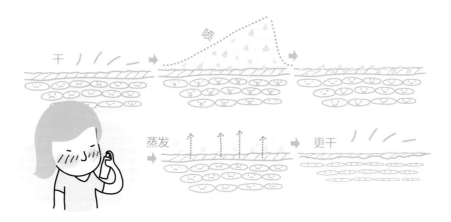

干

喷

蒸发

更干

5.以为自己是敏感肌肤，只可以用天然的手工肥皂洗脸

觉得自己是敏感性肌肤，所以什么都不敢擦，而且只敢"用手工肥皂洗脸"＋"喷一些矿泉喷雾"，结果还是很干、很容易脱皮，甚至不断出现两颊泛红的现象，这到底是为什么呢？我不是已经用最温和的方式来保养了吗？那我到底该怎么办？擦什么都会感觉刺激。

事实上，你可能正是因为用了去油力过强的肥皂才更导致敏感泛红呢！因为敏感肌肤的皮脂膜已经受损或正受伤中，若继续用去脂力过强的皂性清洁剂，会更破坏皮脂膜，使得敏感更加严重。所以，当你已经敏感、泛红、过于干燥时，千万不要再使用肥皂洗脸了，含皂的洗面乳也尽量避免比较好。天然的、手工制作的，与温和与否完全无法画上等号。

都是碱性的

手工肥皂

你的脸为什么好不了？

ELSA观点

肥皂、含皂洗面乳不适合敏感时期使用，尤其是洗衣服的水晶肥皂更是不可以拿来洗脸。

买得正确
挑到符合自己现状的保养品，
并且仔细观察肌肤改变的情况。

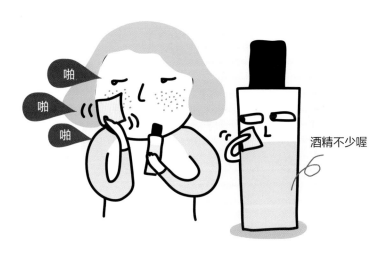

毛孔粗大，所以要买收敛化妆水？擦了怎么毛孔更
明显？

因为你买错了！
收敛化妆水，无法真正帮助你把毛孔彻底
"收"起来，还可能含有大量酒精，让脸变
得更干燥，毛孔看起来更明显。你该买的应
该是其他可以帮助胶原蛋白再生的进阶精华
液以及预防毛孔持续变大的物理性防晒产品
才对。

很多人都以为打开的毛孔可以靠含有酒精的收敛水真的缩小到看不见，所以什么保养品都不擦，只擦收敛化妆水。过一阵子才发现，毛孔不但没有真的变小，皮肤摸起来还有粗粗的感觉。那收敛化妆水到底可不可以收敛毛孔呢？答案是稍微的、暂时的，保养价值属于普通等级(擦心安的)。

毛孔的问题，其实是很复杂的。首先，我们必须要先了解不同区域的毛孔，有哪些不同的功课要做。

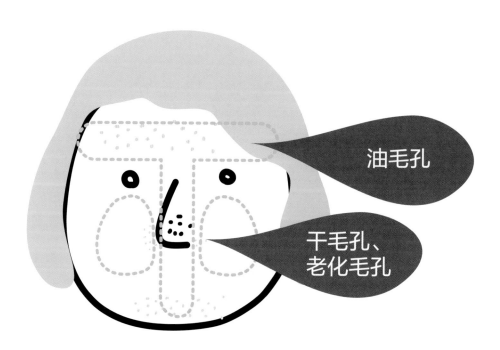

油毛孔

干毛孔、
老化毛孔

油毛孔对策

这里的毛孔，大多是因为油脂颗粒塞住之后，把毛孔给撑大了。

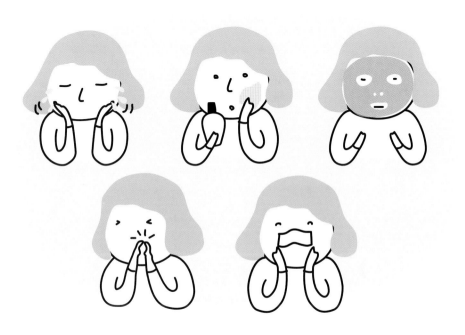

该怎么对付毛孔呢?

a. 选用温和且洗得干净的洗面乳。

b. 避免过度使用乳液。

c. 加强深层排油 (如泥状面膜)。

d. 避免用手去挤粉刺，也不要用针挑以免产生更多凹洞。

e. 一周一次使用温和的胶原蛋白粉来拔除粉刺。

干毛孔、老化毛孔对策

鼻子两侧三角地带的"干毛孔"

这边大多是因为长期缺水，没有做好防晒，胶原蛋白流失，肌肤毛孔老化造成的。

这边的毛孔比较麻烦，不是一两天就能完全看不见。

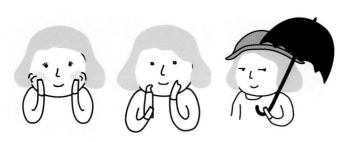

预防继续变大：

彻底卸妆 避免只洗脸，或者偷懒使用洗卸两用的产品，要使用真正含有油脂能够溶妆的卸妆产品。

玻尿酸保湿 借助化妆水效果非常小，而是要擦真正的玻尿酸精华液。

物理性防晒 外出时撑伞、戴帽子、涂抹比较安全的物理性防晒产品。

干毛孔是很难"缩"回去的

问：毛孔已经松弛、变形、回去不了，还可以买什么？

答：不是收敛化妆水，而是杏仁酸或医疗美容疗程，还要积极使用防晒产品、彻底卸妆、加强保湿。

保养品方面：

例如：杏仁酸。

刺激胶原蛋白增生，逐渐填补小小的凹洞，但是这个要有耐性涂抹才能发挥功效，不是擦两三周就马上全部填补完成的。保养品的功效有一定的限度，若要真的完美几乎很难达到。所以，我们可别轻易的再随便去"挖洞"了！

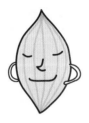

虽然市面上很多产品都含有杏仁酸的成分，但是不代表每一种都可以达到毛孔缩小的效果。有些美白的产品也会添加少许杏仁酸作为软化角质、帮助美白成分渗透的功用，若无其他相关成分配合，就不要期待它可以发挥真正刺激胶原蛋白再生的效果，购买之前一定要先问清楚。有些是专门淡化痕迹的杏仁酸，**单一浓度高，可以帮助黑色素代谢，但是这类的多半在缩小毛孔上也没有太明显的效果。**

求助医疗美容

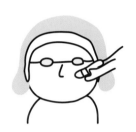

先判断自己的肤质是否适合做医疗美容、激光等疗程，避免随便在购物频道团购之后，连医生的面都没见过就直接被拉进去开始做疗程了，这样的风险大且纠纷多，很多时候我们不能出事了再来怪罪别人，自己要先了解这些医疗行为是必须先经由专业医师判断之后才能执行。更不能贪小便宜，买了一些很廉价的疗程，不适合但也舍不得浪费而硬着头皮全部用完。在采购这些疗程之前就应该要先找专业医师进行肌肤检测或咨询。

积极防晒，预防毛孔变得更大

毛孔的粗大，肌肤老化缺水，黑色素残留，紫外线照射是元凶。因此，我们晚上拼命擦保养品，填补小小凹洞，白天却让强光任意照在脸上，这样保养品几乎是白擦的，一边填补，一边流失胶原蛋白，其实很难让保养品发挥应该有的功效。防晒产品一旦白天擦了，晚上回家就得乖乖卸妆，偷懒的结果就是冒出粉刺痘痘了！但也不能因为这样就完全不使用防晒，除非一天24小时都窝在室内。**卸妆当然是有一点麻烦的步骤，但是和晒伤老化或者毛孔粗大比起来，还是外出擦个防晒会比较安心。**

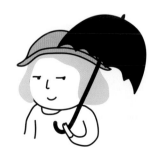

为什么保湿凝胶擦半天，皮肤还是很干？

因为你买错了

你买成"锁水"的产品，肌肤里层还是缺水的呢！

你最该买的是最重要、分子比较小的"保湿精华液"才对！

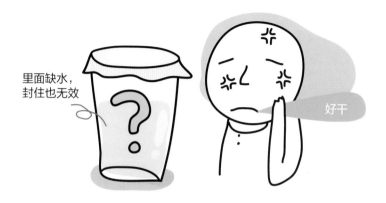

里面缺水，
封住也无效

好干

凝胶，总给人清爽无油脂的良好印象，所以电视上一到了夏天就开始强力推销这类的保湿产品，可是，缺水的肌肤光靠凝胶其实并无法真正的"解渴"。

凝胶多半含有高分子胶，所以可以呈现稠稠的状态，分子越大越可以预防水分散失，就像铺盖于肌肤上的防水膜，可是却也因为分子比较大，而无法到达肌肤深层去补充水分。

我需要两种都使用吗？

基本上，偷懒的话，一种就够了，那就是：保湿精华液。

如果你想要两种都擦，那一定要先擦精华液，然后才是凝胶或者冻状的保湿产品。保湿是可以因为地区性、环境影响、肌肤本身的需要而层层堆叠的，但是绝对不能只擦化妆水就行了。

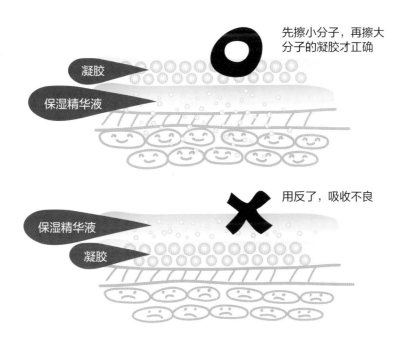

先擦小分子，再擦大分子的凝胶才正确

凝胶

保湿精华液

用反了，吸收不良

保湿精华液

凝胶

一直拿控油粉饼大量补妆兼吸油，只会让脸上多了很多面糊

出油，该买的不是控油粉饼来补妆，而是事先就要先擦保湿精华、控油凝露来预防。

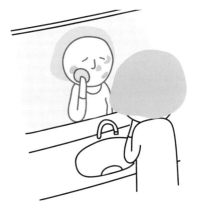

拼命到洗手间补妆是女生夏天经常做的事，可惜光是抹抹粉饼，只会让脸上的妆看起来很可怕，就像糊在一起的面粉，特别死白。粉饼不是拿来吸油的，想要预防脱妆，一定要在化妆之前就搞定容易出油的窘境，所以千万别过度依赖"强力吸油的控油粉饼"了，一整天不断擦着粉饼补妆，会让你的脸变得很干、毛孔也会牢牢地被粉给塞住，不长粉刺也难。想控油要先擦保湿精华。

正确做法：

想控油要先擦保湿精华。

因为足够的水分，就能控制油光不会过度分泌，接着擦含有吸附油脂的特殊控油凝露，再上底妆。

如果还是出油了呢？

那就补擦一点点控油凝露或者使用吸油面纸先把油光按掉，再用刷子蘸取少量粉饼或蜜粉轻刷脸部即可，如果你习惯使用海绵上粉，可能妆感会变得比较死板不自然，而混合着你的皮脂汗水的海绵，使用一阵子后如果没有清洁的话，会窝藏大量细菌，对痘痘肌肤来说更是不利。

"毛孔隐形膏"是属于彩妆品，不具有真正修护毛孔的作用

当你看到"超强毛孔隐形"肯定很心动吧！

可惜，这些毛孔修饰的产品只能归类为彩妆品，对于毛孔的保养一点帮助都没有，因为它不是属于保养品！

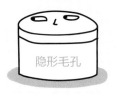

要好好修护你的毛孔，当然还是要从基本的保养功夫下手。

可是毛孔明显总是让喜欢化妆的女生感到相当困扰，妆前如果没有擦任何具有滋润度的妆前修饰底霜或者隔离霜，直接擦粉饼或蜜粉，试试看就知道，这么做会让你的毛孔明显得就像橘子皮一样可怕，而且粉会吸取脸上的水分，干性的毛孔这么做就会更干燥、更容易脱屑。

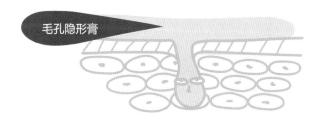

毛孔隐形膏

只是障眼法，仍要靠保养才行

市面上早就出现了很多含矽粉的毛孔隐形膏、妆前修饰乳。只要妆前抹一些在毛孔上面，就像填土一样形成平坦的表面，接着再擦粉底就会一路平坦顺畅了。它除了使肌肤摸起来像是擦了痱子粉一样的光滑触感之外，也可利用光线折射的原理让毛孔看起来像是消失了一样。可是这些填补毛孔的障眼法到了晚上你卸妆之后，毛孔就打回原形，该怎么办呢？当然还是要依赖正确的保养才能修补。另外要提醒的是，当你擦了这些填补的产品，一定要仔细洗脸，甚至使用卸妆的产品才可能彻底溶出，否则它会持续卡在你的毛孔里！

没有上妆，但也想隐形可以擦这些吗

最好不要。

因为你没上妆，就可能懒得使用卸妆产品，这些成分还是会卡在毛孔内很难清出来的。有些做得比较厚重呈现膏状，涂在毛孔上其实很难推开，看起来就像涂了硬邦邦的药膏一样并不美观，这些靠光洗脸是无法完全去除的。

标识不清，你为什么还敢买？擦出问题无从追究

必须有中文标识：品名＋用途＋用法＋全成分＋注意事项＋制造工厂字号、地址＋品牌商名称、地址、电话都具备了才能买。

保养品的标识是政府规定的，缺少上述的任何一项就可以算是标识不清，购买保养品之前一定要先确认这些重要的信息，尤其标识为英文或法文或其他你看不懂的语言，买回家可能会对该怎么使用更摸不着头绪，如果成分用其他的贴纸盖掉大半，也不是太理想的选项。

我在美容院买的，给我的就只有这样

学分
3

用法正确
卸妆产品用量要足够，
否则无法彻底溶解彩妆。

卸妆不当，经常会引起痘痘粉刺问题。

卸妆品的用量：只要油脂含量越低的，溶妆的速度基本上也会比较慢，比如说以擦拭法来卸妆的，绝对不是全脸只靠一张化妆棉蘸着卸妆液就可以彻底卸干净的，一定要重复"擦拭，丢弃，再拿一张新的"的步骤约3~4次之后才算干净。

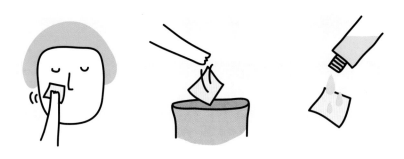

也因为这样，有些人会觉得麻烦而随便擦擦，这样一来就变成卸妆不全，粉底、防晒隔离霜都还是卡在毛孔里的状况。但多擦几次又可能会很快的使用完一瓶，并不会比单纯的卸妆油来得节省。

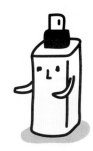

还有一种是所谓的卸妆水，特色是不含表面活性剂，却可以溶解彩妆。

这种号称可以不需要马上洗脸，还可以当保养液使用。同样会有温和、低刺激、可以不需要马上洗脸的优点，但是也有着"多擦几次才会彻底干净而使消耗量大增"的缺点。

这类的产品可当成临时出门在外不方便洗脸时的卸妆、洁肤帮手，使用之后不会有传统含有表面活性剂的卸妆液那么具有刺激感。但毕竟把清洁产品当成保养的往脸上涂抹却不洗脸总是会惹人担心是不是会伤害肌肤，如果你也有这样的疑惑，擦完后还是多使用洗面乳洗一次脸比较安心。

那如果是含油脂量很高的卸妆油呢？

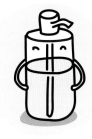

溶妆的速度自然就会比一般的卸妆产品快很多，但是缺点是以清水乳化之后，**洗面乳可能使用两次才能完全把油腻感洗掉。**

就没有一种可以快速溶妆、清爽不油腻、不需要洗两次脸的好用卸妆产品吗？有。

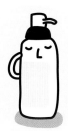

近年来发明了一种微乳化形态的卸妆精华液，不像卸妆油那么油，溶妆的速度也比一般水状的卸妆产品要快些，冲洗之后也几乎没有油腻感，所以后续的洗面乳也只需要使用一次就可以了，可见保养品的发明是越来越进步的，原本的使用困扰也会逐渐获得解决，但仍有习惯使用卸妆油的人会无法接受其他的卸妆方法，怕卸不干净(其实不用担心)，且以精华液的触感来卸妆可能会没有那么滑顺好推开，需要一点点的适应期。

卸妆油的最低使用量：

如果用太省，则会无法完整的包覆脸上的底妆，所以建议每次按压2~3下，最少需要直径2.5cm的圆，彻底按摩溶解彩妆之后，用少量的清水乳化，然后再看情况是不是需要卸第二次，如果底妆比较厚重，可以先把脸用清水冲干净之后，用干毛巾把脸上的水分压干，再按压第二次卸妆油卸妆。第二次会感觉没有那么好推开，因为你脸上大部分的妆在第一次使用时已经溶解了七八成了，加上因为脸已经碰过水，推起来会稍微干涩一些。

错误的卸妆油用法：

没有加水乳化，只用面纸擦掉。

因为卸妆油需要通过加水以及按摩混合的乳化动作，才能把油状物质转换成比较容易被清水冲掉的形态，所以如果偷懒只用擦的，脸还是会和刚使用完卸妆乳一样油腻。

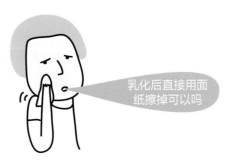

乳化后直接用面纸擦掉可以吗

我用卸妆蜜、卸妆凝露、卸妆凝胶，可以吗？

看似清爽的卸妆凝胶，因为含油量比较低，所以溶解彩妆的能力也会比较差，如果你平常上妆只有擦蜜粉或者粉饼还可以勉强使用这类的方式卸妆，若有任何"紧紧贴在皮肤上的底妆，例如粉底液、隔离霜、BB霜"，就只好乖乖使用含有油分的卸妆产品才能真正卸得干净。

卸妆是一门很大的学问，卸对了，痘痘粉刺都会从此远离你。

卸错了，毛孔可是轻易就会被残妆、没有洗掉的油分给塞住，进而影响肌肤正常代谢，形成很多内包型的闭锁粉刺，所以，你必须要先搞清楚自己平常上妆是擦了哪些步骤，来决定用哪些卸妆产品才够力。

网络Q&A第一名问题："哪个要先擦？"

保养品的使用顺序一直是让所有人困惑，尤其一些瓶瓶罐罐上并没有写清楚它到底是什么东西，盒子丢了什么也搞不清楚了，加上品牌本身定义保养品的类型，并非都是依照形态来分成化妆水、精华液、乳液、霜状，而是很可能会为它取了一个另类的名称，让你摸不着头绪，也不清楚到底该放在哪个位置。

我们来看看最基本的分类

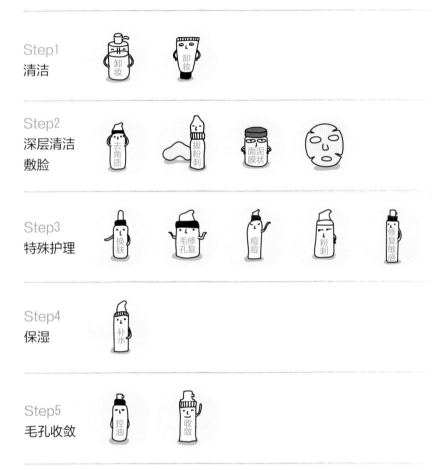

Step1
清洁

Step2
深层清洁
敷脸

Step3
特殊护理

Step4
保湿

Step5
毛孔收敛

　　虽然这些都是很常见的分类，但是当你手中同时有好几种精华液要擦，到底又该先擦哪个呢？其实只要把握好就不会错得太离谱了。

　　水状的包括：化妆水、比较清爽的精华液、比较水状的乳液。

　　而范围大的包括：适用于全脸的例如玻尿酸保湿精华，涂抹到完全吸收之后，再抹上眼霜、面霜或乳液。

偷懒，三天打鱼两天晒网，效果看不见

要养成早晚的保养习惯，其实需要一些适应期的，有些人很难接受每天需要涂涂抹抹，但只要某个晚上认真保养，隔天起床肌肤变得粉嫩有光泽，甚至擦了润色防晒隔离霜被每天见面的朋友、同事称赞，获得大大的鼓励之后，就会开始认真了起来。

先前提过，保养品不是药物，一定要循序渐进，才会有明显的效果，所以经常有一些人会问：请问我多久会有效？多久粉刺会全部消失？多久我的痘疤就会淡化？这根本没有标准答案，且每个人的使用习惯还是有很大的差异，有些人会非常认真涂抹，有些人可能只擦一点点，效果就很难看见了。但也有一些产品不适合过量使用，虽然说保养一定要持续才能看见效果，但是太过度的爱漂亮，把浓度非常高的产品也天天大量涂抹，肌肤也会有承受不住的一天。

哪些保养需要天天或早晚都擦

❶肌肤补水(早、晚皆需要)：可以预防玻尿酸大量流失，避免水油失去平衡。

❷修补毛孔、对抗老化(夜间使用)：促使胶原蛋白增生、修补受损细胞都是必须要持续进行的。

❸防晒(早上)：因为每天都会接触到阳光紫外线的照射，防晒是避免痘痘恶化、毛孔变大、预防提早老化或导致出现其他肌肤病变的重要保养步骤。

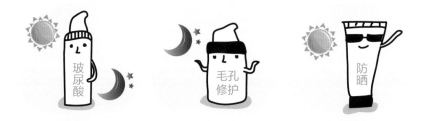

哪些保养不能天天使用？

❶去角质类：1~2周使用一次即可，尤其是颗粒感明显的磨砂膏。

❷浓度过高的杏仁酸、果酸，否则肌肤的表面很快就会受伤，变成永久性的敏感肌肤。

保养品的用量过少，无法发挥明显效果

许多保养品的外盒都是写着"取适量使用"，到底适量应该是挤多少？按压几下？虽无特定标准，但最起码你必须要确保在脸上涂开的时候是不会有任何阻力的、非常滑顺的。拿防晒产品来说，如果涂抹的量太少，无法完整覆盖整张脸、脖子，且具有一定的厚度，就无法真正的阻挡紫外线的入侵。保湿类型的产品也是，如果使用量无法让你感觉全脸都浸润于水分当中，就无法彻底帮干燥的肌肤解渴了。但是也有一些产品强调"局部点涂"就可以了，例如粉刺代谢、对痘痘有抗菌效果的，不一定要全脸使用，尤其是医生开给你的擦痘痘药只需取少量擦在患部即可，切莫心急大量全脸使用，这样很容易导致全脸脱皮泛红，每一种保养品或者药物都应该要问清楚、看清楚盒子上的标识。

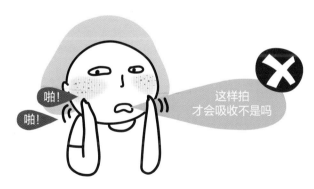

保养品不需要拍到吸收，推匀或轻按较佳

保养品能不能够进入肌肤里层是以分子量的大小来决定，吸收不进去的成分，怎么拍打都是不可能吸收的，只会让脸部受伤，更可能会拍出很多细小微血管破裂造成的伤口，而阳光紫外线也容易穿透这些小伤口，形成斑点，或让你的痘疤变得更难处理。万一你是敏感性肌肤，更是不可以认为拍打可以"止痒"而拼命拍，也不可以用力上下搓揉你的

脸，否则成分都还没有吸收，你的脸已经搓出更多细纹了，这样岂不是帮倒忙，甚至有专家认为过度拍打两颊容易让斑点更加明显。

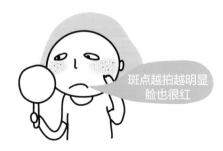

斑点越拍越明显
脸也很红

脸部，以V字向上

涂抹保养品的正确方法是先将产品点个几点在额头、两颊、鼻子、下巴等处，然后利用手掌或指腹将保养品以"非常轻的力道点按"你的脸，就像是把这些精华或霜"放"在脸上就可以了。如果你喜欢按摩的感觉，使用量就可稍大，从下巴、往脸颊上方轻柔推开，几次之后，你可能会发现自己的脸型越来越"V字"、越来越尖。

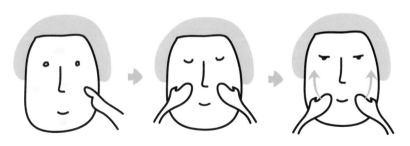

眼睛四周，绕圈按摩

由外向内，绕一圈，舒缓眼部肌肉紧张，感到差不多吸收就可以停止。

刚开始使用保养品的人会很不习惯这些手法，最常见的就是用一根手指不断的搓同一个地方，搓得脸都红了起来，可是脸部其他很多区域根本都没有照顾到，这样不但浪费时间搓很久，也会浪费很多保养品。

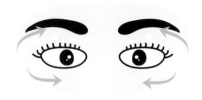

眼圈保养按摩法

想法正确
挥别被广告误导的错误想法，
别相信没有根据的传闻。

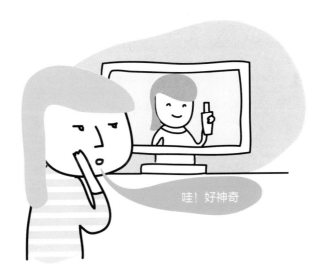

哇！好神奇

中国台湾的保养品代工技术优越，品牌种类繁多，竞争也很激烈，消费者光是看电视、杂志广告就已经眼花缭乱，网络保养品讨论区也非常盛行，除了要仔细挑选之外，也必须要保持着正确心态，不要因为广告或网络说得很神奇，你就全部相信，否则一定会期待落空的。就像减肥的广告一样，不是你吃了那样的减肥餐，就真的可以曲线玲珑，一定要搭配正确的饮食习惯、有效果的运动才能发挥效果。

最常见到的是当我们的脸上忽然冒出痘痘，总是会心急：这个擦了几天会好？为什么还没有消？为什么用了1个月，粉刺还是这么多？而且痘痘仍然不断的冒出来？为什么斑点好像只有淡化一点点？

心态调整❶：欲速则不达，求快也是会有不良反应的

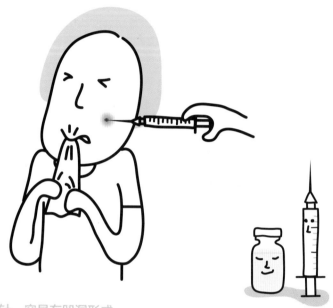

求快打痘痘针，容易有凹洞形成

　　我们经常看到网络上的分享文章，说自己使用了某些方法，让粉刺很快的就浮出来了。你相信吗？肌肤正常的代谢循环是28天，就算再怎么快，也不可能才擦三天粉刺就少了50%，尤其是比较难搞的闭锁粉刺、肿得很大的痘痘。有些人因为求快，或者因为必须要上镜好看，所以只好要求医生帮忙打消痘痘的针。这些针剂可以帮助你快速消除囊肿，但是也很容易留下明显的凹洞，这是因为痘痘针的成分多半是类固醇，可以快速帮助肿得很大的痘痘消炎，但也容易使得组织受到破坏，形成凹陷的现象，但也有可能是因为原本的痘痘太过严重本来就有可能会留下痕迹，且凹陷的状况会比一般美容院做脸使用工具清痘痘粉刺还要明显得多，想要恢复平整只能靠磨皮技术来达成，且恢复期至少半年，所以当你求快的时候，也请一并把不良反应、后遗症都考虑进去。这种类型的痘痘若想要靠保养品改善需要比较长的时间，而且要设法加强肌肤的抵抗力，避免细菌不断感染，洗面乳的选择上也尽量要避免含皂碱的产品。

"ELSA，我现在有痘痘、粉刺、痘疤，皮肤又很敏感，一直觉得保湿不够力，而且我一直想要挤粉刺，所以皮肤不断的泛红、脱皮，但是为什么你一开始都没建议我擦粉刺代谢的保养品呢？一起擦不是比较快吗？"

这样的问题经常出现，但是我还是得让大家慢慢来。如果你很急着在红肿、发炎的当下还不断的想要代谢粉刺，可能会造成肌肤暂时性的明显干燥，最好是等痘痘与敏感比较缓解之后才开始着手进行代谢更多粉刺的工作。尤其是黑头粉刺，在你鼻子、两颊都还有不少痘痘的情况之下，一定要避免拔粉刺的动作，更不要用太强力的去角质产品继续磨损你的肌肤。只好忍耐了不是吗？是的，你只能一步步来。

心态调整❷：一次解决，是擦一次就可以真的"解决"？很抱歉，没有这种东西

广告上说，这罐神奇的日霜可以"一次解决"痘疤、缺水、暗沉、斑点、细纹、老化，是真的吗？

首先你一定要先搞懂，广告说的"一次解决"并不是"擦一次就可以解决"，而是这一瓶添加了很多种成分，让你比较省事、省钱。可是仔细想想，真有这么神奇的保养品吗？如果有，又强调是日间专用，推测起来，应该就是含有防晒效果的隔离霜才能办到。

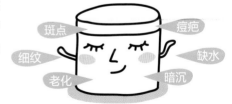

为什么呢？

因为防晒，可以预防斑点、暗沉、毛孔粗大、肌肤老化、缺水、痘疤啊！但不代表它可以解决这些问题。能否一一解决还是必须要看它是否真的含有特殊成分，**而且如果把这些厉害的成分跟防晒的成分混合在一起，其实是没有办法吸收到肌肤里的。**因为防晒的目的是阻挡、隔离，同样的也会把一些有效成分隔离在外，无法进入皮肤内。这样不是很矛盾吗？

如果有擦了一个晚上就马上变得很白的产品，你反而要担心是不是添加了什么不合规定的成分，安全绝对是优秀保养品的第一考量。

你的脸为什么好不了？

想要个别击破脸上的大小问题，All in one是很难100%达成的。

ELSA观点

"有没有擦完之后粉刺直接不见的？我只要那种！"

这样的心态就像你吃了很多会增肥的食物，然后总是抱着马桶催吐或者请医生开泻药给你一样，永远无法真正解决问题。

心态调整❸：顾此失彼，结果还是零。保养必须要面面俱到

假设你很在意斑点、暗沉、毛孔粗大，通常你会怎么保养呢？大多数的人就是不断的在晚上擦美白淡斑、刺激胶原蛋白增生的产品，**白天都忘了擦防晒，晚上不断地补救，白天不断抵销，保养品等都白擦了**呢。要看到保养成效，别忘了询问销售人员该如何达到最好的效果。有时候我们会不断的强调"挑一支好的洗面乳是最重要的保养"也是这个道理。如果你不断地用太刺激的洗面乳损伤你的皮肤，后面擦什么都只是补救而已，无法把整体的保养拉回正分。如果你不断地擦抗疤痕的保养品，却又忍不住一直抠你的脸，那你可能永远都要买很多痘疤霜来擦了。

也有的人脸上的问题很多元化，痘痘、痘疤、敏感、脱皮、凹洞、出油、干燥、粉刺等，几乎你可以想像得到的问题全都出现在同一张脸上，但是在选择保养品的时候只问："有没有擦完粉刺直接不见的？我只要那种！"

这样的心态就像你吃了很多会增肥的食物，然后跑去抱着马桶催吐或者请医生开泻药给你一样，永远无法真正解决问题。你什么都不想要好好执行，卸妆、洗脸、保湿、防晒都不重视，只想要一罐排粉刺的保养品，那么脸的问题永远都会层出不穷。

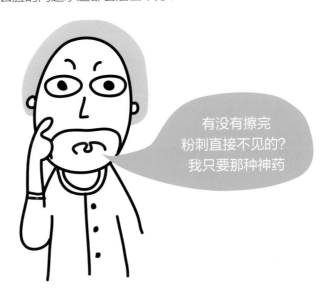

心态调整❹：皮肤原本好好的，就不要多做折腾了，也不要太迷信所谓医疗美容等级的保养品

美，还要更美，但是如果已经够好了，就不要没事学别人去做什么激光、滚针的，只要维持日常的基础保养，预防肌肤产生大幅度的变化就可以了。也有的人会迷信品牌名称有"Dr."字样的，其实有这样的字样不代表就是医生配方或医疗美容等级的保养品，更不代表它的创办人是博士或者医生。因为"Dr."是各家品牌都可以取的名字，以保养

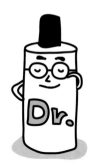

品而言，只分一般化妆品、含药化妆品两种(例如抗痘、化学性防晒、淡化斑点痘疤等)，就算是没有"Dr."字样的品牌一样可以推出非常有效果的保养品。

心态调整❺：不合用的、有伤害性的，就要立即停用，别舍不得

明明知道正在使用的保养品很可能会造成肌肤的伤害与刺激感，可是因为才刚买，或者因为很贵，所以舍不得丢弃，硬着头皮也要用完，这就会让你把好转的时机又往后延，且到时候肌肤要恢复就可能要花更大力气了。

心态调整❻：保养像洗牙，没有一劳永逸的事情

"请问我脸好了，就可以不用擦保养品了吗？"

这个问题，就好像是在问"找牙医洗牙，以后都不用天天刷牙了"一样。

当肌肤恢复正常，我们可以减少使用的产品，但是完全不顾，脸也不洗，问题就有机会卷土重来。就像你运用了某些方法瘦身成功，某天开始复发变胖，你就怪罪当初那些方法根本无效，这是非常不负责任的想法，经常的运动以及正确饮食观念本来就是帮助你"维持得来不易的成果"，脸部保养也是如此，保养品用完了，就好长一段时间当懒人，脸又开始烂了，长痘痘、冒粉刺、敏感脱皮，这些真的不能怪罪当初开药给你的诊所或你到处采购的保养品，因为要负最大责任的是你自己。

"洗脸卸妆、保湿、灭痘、淡化痘疤、控油、防晒,我每天擦这么多东西,吸收得了吗?"

　　如果脸上没有太大状况,是真的不需要擦这么多东西的,然而有状况时,就无法单纯的靠"我买个抗痘的擦擦"这么轻松就可以彻底解决,如果发现自己做错的保养太多了,当然得个个击破,哪一个不良因素还持续存在,买再厉害、再有口碑的特效保养品,在你身上也起不了作用,所以一开始调理的时候,擦比较多的产品是可以被接受的,只要你的保养顺序正确,不过度按摩脸部、不轻易遗漏任何一个环节,确实会好得比一般只想要一罐救脸的人快很多,拿出认真的态度面对比什么都重要。

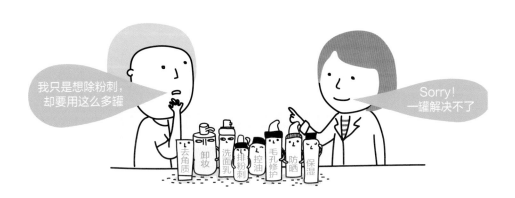

图书在版编目（CIP）数据

别"痘"了青春：告别青春痘、粉刺、敏感肌肤的保养圣经 /
任嬿雯著 . -- 北京：北京联合出版公司，
2014.12
（乐生活）

ISBN 978-7-5502-3883-1

Ⅰ.①别… Ⅱ.①任… Ⅲ.①痤疮－防治
Ⅳ.① R758.73

中国版本图书馆 CIP 数据核字 (2014) 第 256849 号

著作权合同登记号 图字：01-2014-6732

别"痘"了青春

作　　者： 任嬿雯
主　　编： 赵　潍
责任编辑： 管　文
特约编辑： 郭碧橙
装帧设计： 贺清华

北京联合出版公司出版
（北京市西城区德外大街 83 号楼 9 层　100088）

北京京都六环印刷厂印刷　新华书店经销

字数：104 千字
开本：710×1000 毫米　1/16
印张：10
2014 年 12 月第 1 版　2014 年 12 月第 1 次印刷
定价：48.80 元

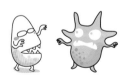